Paradoxes sur la Médecine

TOURS, IMPRIMERIE DESLIS FRÈRES.

Dr BESANÇON

Paradoxes sur la Médecine

PARIS
JOURNAL DE *MÉDECINE INTERNE*
133, Rue de Rome

1901

Du même Auteur

---

171 thèses de Doctorat.

Ce chiffre n'est pas indiqué ici par ostentation d'un record détenu, mais comme un argument contre le maintien de la thèse; cette épreuve n'étant plus qu'une cérémonie sans serment et sans grâce, ou le prétexte d'un commerce que l'auteur fit pendant dix ans, au su d'un chacun.

Ectasie mécanique de l'aorte ascendante (avec Guinon). — Soc. Anat., 1888.

Compression des filets radiculaires inférieurs du plexus brachial. — Soc. Clinique de Paris, 1888.

D'une néphrite liée à l'aplasie artérielle (chez Steinheil), 1889.

Les paralysies dues aux essences. — Journ. de Méd. Interne, 1897.

La mort subite dans la maladie de Basedow. — Journ. de Méd. Interne, 1897

La spécificité cellulaire et le cancer (avec PAULESCO). — Journ. de Méd. Interne, 1898.

Pseudo-pellagre d'origine alcoolique. — Gaz. Méd. de Paris, 1885.

Maladie kystique de la mamelle (avec BROCA). — Soc. Anat., 1885.

Des délires multiples (avec ROLAND), 1885. — Mémoire récompensé par la Société médico-psychologique.

Rétrécissement syphilitique de la trachée et des bronches. — Soc. Anat., 1886.

Endocardite ulcéreuse à pneumocoques. — Soc. Anat., 1886.

Kyste hydatique de la rate. — Soc. Anat., 1886.

Étude sur quelques cas de pneumonie (avec LANCEREAUX). — Arch. gén. de Méd., 1886.

Ulcérations urémiques de l'estomac. — Soc. Anat., 1886.

Ces articles n'ont pas laissé les médecins indifférents. Peut-être ils méritent d'être relus de quelques-uns.

Je les offre à mes amis, les médecins vieux-français, qui se sont réjouis qu'un des leurs parlât comme tous ils pensent.

Non
contagiosité de la Tuberculose

Non contagiosité de la Tuberculose

I

Jean Hiroux sur l'échafaud protestait contre la sciure de bois où sa tête allait rouler : « J'ai droit à du son, s'écriait-il, je ne tiens pas à attraper des boutons. » Désormais un tuberculeux ne pourra plus davantage voir de la sciure de bois sans entrer immédiatement en fureur : « Je sais bien où j'ai attrapé mon mal, gémira ce contagionné ; la princesse de Cayenne se sert de sciure de bois, et le grand crachoir de sa chambre à coucher n'était pas *monté*. On n'invite pas les gens à coucher pour leur donner du mal. » Et, fort de l'appui académique, il intentera un procès à la princesse de Cayenne.

* * *

Personne à l'Académie ne s'est trouvé mal quand le professeur Landouzy s'est emparé du crachoir. Personne non plus ne s'est étonné. Par sa manière sobre autant que par ses études spéciales, il est devenu depuis longtemps le maître incontesté du sujet. Retournant l'ustensile sous toutes ses faces, il en a décrit, avec une égale abondance de détails, la configuration extérieure et les rapports, les bords, le fond, le contenu, le conduit excréteur, la physiologie normale et pathologique. Successivement, au torrent de la salive, on a vu dévaler le crachoir individuel, le crachoir collectif, le crachoir public, le crachoir honteux, le crachoir obéissant, le crachoir monté, le crachoir entretenu, le crachoir courant, le crachoir de choix, le crachoir leçon-de-choses, et, bien entendu, le crachoir obligatoire.

Toute concurrence est impossible. Le meilleur crachoir est le crachoir Landouzy.

*
* *

De quel foin mangeons-nous donc pour que les confrères espiègles, quoique majeurs, pour qui l'on a percé les sièges de l'Académie, essaient de nous faire avaler de pareils chardons?

Quand une épidémie de grossesses désole un lycée de jeunes filles, personne ne songe à désinfecter le piano. Mais, si le maître de musique s'appelle Gaston, et s'il porte sur son gilet de flanelle un cœur percé d'une flèche, on le congédie poliment et l'on met les pensionnaires à la tisane de nénuphar. Là la preuve de la contagiosité est faite ; on sait d'où vient le germe, et l'on sait que, s'il est vivace, il y a peu de terrains qui lui soient réfractaires.

Mais, pour la tuberculose, dans quel tiroir de l'Académie avez-vous serré la preuve qu'elle fût contagieuse à l'homme ? Où est la preuve, la preuve scientifique ? Où est-elle, que j'y coure ?

Le dernier des décrotteurs sait que la rage est inoculable tout comme un académicien sait que la tuberculose est inoculable. Il ne reste plus qu'à faire baver les chiens savants dans des bavoirs en tôle émaillée, sur lesquels, en lettres voyantes, on écrira ces simples mots de l'Évangile selon Grancher :

« La contagion s'effectue par les crachats. »

II

La Vérité, pour entrer en France, a dû passer à la douane dans un fromage de Gruyère. C'est un Suisse, en effet, le Dr Revilliod (de Genève), qui, au Congrès de Médecine, a jeté ce pavé dans la discussion :

La contagion de la tuberculose a fait son temps; pour ma part, je ne l'ai jamais observée.

*
* *

Abritons-nous d'abord sous le parapluie de l'Histoire.

En 1869, Lancereaux fit écrire une thèse sur la contagion de la tuberculose. Cette thèse fut accueillie à la Faculté comme on accueille un chien dans un jeu de quilles. Une quinzaine d'années plus tard, l'agrégé Debove remplaçant Lasègue, avec ce sens opportuniste de l'actualité qui crée les notoriétés passagères, jugea qu'un autre vent soufflait, et confia à ce zéphyr quelques feuilles où se proclamait la contagion. Immédiatement, sans prendre le temps de chausser ses lunettes, la Faculté lui décerna un prix de dix mille francs. C'est que, dans l'intervalle, grâce au professeur Bouchard, la notion de la contagion était devenue *officielle.*

Dans la plaidoirie de Debove, l'argumentation est celle de Phryné. La seule différence, c'est que les charmes que l'auteur met à nu sont ceux de son imagination. Quant aux faits eux-mêmes, piqués comme des clous d'or sur le tissu chatoyant du style, ils ont du reflet ; et il faut être du métier pour s'apercevoir qu'ils sont en toc.

*
* *

L'observation qui fait type, celle qu'on cite, celle qui démontre l'irréfutable contagion, c'est la fameuse observation de Marfan.

J'en demande pardon à Marfan. Mais, si un de ses externes lui présentait une pareille observation, il le renverrait évidemment à l'école du soir.

L'observation de Marfan rappelle la ballade du *Jeune homme empoisonné*. Seulement, le jeune homme est ici plusieurs, et le poison n'est autre que le fâcheux bacille. Dans le bureau de la rue Saint-Honoré où les malheureux garçons travaillaient de leur plume, la contagion étalée par terre dans les rainures du plancher s'élevait à leurs poumons par le balayage. Avec décision, Marfan fit enlever le parquet.

Il ne manque à cette observation qu'un morceau, celui qui la rendrait convaincante. On n'aurait qu'à s'incliner si l'on y trouvait, par exemple, les lignes suivantes : « Le bureau, clair et bien aéré, se chauffait, l'hiver, par une cheminée monumentale. Tous les employés, d'une exquise sobriété, étaient mariés à des filles de colonel élevées à Saint-Denis, qui les nourrissaient abondamment et savaient par leur aimable commerce les retenir loin du café. Ils faisaient tous partie de la société de gymnastique « la Transpirante, d'Asnières », et, habitués à se lever dans un tub, ils ne se couchaient jamais sans avoir fait une demi-heure d'haltères, avec des chaises. »

Faute de ces renseignements, la contagion perd d'autant plus sa preuve qu'on soupçonne immédiatement les habitudes des soi-disant contagionnés d'être tout à fait différentes. Et rien ne nous dit que, si l'élève de première année qui a rédigé l'observation de Marfan avait mieux fait son enquête, il n'eût pas mis ceci dans son procès-verbal : « Chaque jour, en sortant de leur sombre et sale boîte, ces ronds-de-cuir se rendaient aussitôt au café des Archiducs, boulevard de la Chopinette. Et là, de cinq heures du soir à une heure du matin, ils jouaient l'apéritif à la manille aux enchères. Si bien qu'à l'heure où le garçon met les chaises sur les tables, chacun d'eux avait absorbé, outre un sandwich et un demi en guise de dîner, deux picons menthe, une absinthe anisée et une demi-douzaine de turins angustura. »

*
* *

Aucune des 111 observations mobilisées à grand'peine par Musgrave-Clay n'est assez explicite pour qu'on puisse lui accorder la moindre confiance.

Quant à la transmission de la phtisie par le lait, par le beurre et par la viande, c'est une scie qu'on monte dans les laboratoires ; mais les médecins ne « marchent » pas. Et, si l'on nous parle encore de phtisies rencontrées dans une entrecôte, nous répondrons par l'histoire de la princesse qui se cassa une dent sur un bouton de culotte, trouvé dans son œuf à la coque.

*
* *

Je crois à la tuberculose par contagion. Je crois même en avoir observé un cas. Il est vrai que c'était chez un médecin, et que les médecins se doivent de ne pas devenir malades par un procédé ordinaire. D'autre part, Lancereaux, sur trois mille observations personnelles avec enquête étiologique, en a trouvé vingt-trois où la contagion était, non pas certaine, mais admissible. Seulement...

Seulement, à moins que la conception de la spécificité ne soit qu'une fumée, la tuberculose par contagion, si elle existe, doit avoir une anatomie pathologique spéciale et une évolution qui soit bien sienne...

Nous attendons qu'on nous instruise.

Je sais bien que, pour plusieurs, nous faisons de la théologie, et non de la médecine. Mais il ne nous déplaît pas autrement de passer pour avoir la Foi.

*
* *

Il est incontestable que, dans tous les cas, un parasite est l'*agent* de la lésion.

Sa découverte a substitué une notion positive à des hypothèses de métaphysique sur la nature du tubercule. Manifestement, le bacille vient des crachats. Manifestement, il est inspiré avec l'air, ou dégluti ; —

— mais à chaque instant, et par tout le monde.

Or voici deux tuberculeux. Chez l'un, quelques signes sont à peine perceptibles sous la clavicule gauche; chez l'autre, il y a des râles et de la matité sur l'omoplate droite. Le premier est perdu ; quoi qu'on fasse, il mourra rapidement. Le second guérira, s'il devient sage et s'il a quatre sous.

S'ils meurent tous deux, leurs poumons sur la table se ressemblent comme le nez de ma grand'mère et une tasse à café.

Voilà donc deux maladies de siège différent, radicalement distinctes par leur évolution, à lésions très lointainement comparables. Que vient-on nous raconter que c'est la même contagion qui a engendré ces deux filles-là ? Avez-vous vu un basset et un terre-neuve dans la même portée ?

Le clinicien a reconnu chez le premier un prisonnier de l'atelier ou du bureau ; chez le second, un ivrogne. Donnez les poumons à un anatomiste, il lira sur l'un le sédentarisme, sur l'autre la boisson.

Les voilà, les *formes* de la phtisie chronique. Il y en a plusieurs autres que nous connaissons. Sûrement, il y en a d'autres encore, dont les caractères anatomo-cliniques ne sont pas établis.

La *tuberculose par contagion* est dans ce dernier tas.

2

*
* *

Pendant ce temps-là, le Département de la Santé Publique, chef-lieu Brouardel, sous-préfecture Grancher, s'occupe d'isoler les tuberculeux.

III

Le maréchal de Saxe mangeait ses bottes fortes à la sauce piquante. Déjà le rapport passablement coriace du professeur Grancher m'était resté sur l'estomac; il faudrait des épices à emporter la langue pour digérer cette nouvelle pièce de cuirs que quelques savetiers de la médecine n'ont pas craint d'étiqueter:

Vœux votés par le Congrès de la Tuberculose.

Ces congrès, dont la mode retournera sous peu en Allemagne avec une joyeuse escorte de pommes cuites, représentent la

Médecine comme un bal de culs-de-jatte représente la Danse. De temps en temps, un premier sujet y exécute un cavalier seul estimable. Mais presque toujours la scène n'y est occupée que par des choristes de province, dont les romances paraissent tout au plus bonnes à faire tourner les chevaux de bois.

Leur dernière complainte est simplement lamentable.

*
* *

Le *Journal de Médecine Interne* a promis un lapin à qui apporterait une observation complète et indiscutable de phtisie par contagion... A moins qu'il ne soit entraîné dans cette danse de Saint-Guy épidémique dont Pasteur a été l'Offenbach, et où plusieurs de nos maîtres se disputent le rôle de Valentin le Désossé, tout médecin chez qui le délire des laboratoires n'a pas obscurci le sens d'observation est forcé de convenir que l'homme sain est absolument réfractaire à la tuberculose. Il faudrait, en effet, être bouché à l'émeri pour ne pouvoir se faire entrer dans la tête que, si les bonnes religieuses des vieux hôpitaux ont pu rester cinquante ans indemnes dans des salles infectées et infectes, — et nullement pourvues de crachoirs montés, — c'est que la phtisie parasitaire n'est à aucun degré contagieuse.

Et, si l'une de ces excellentes filles devenait poitrinaire, le médecin de la communauté accusait à juste titre le jeûne uni à un zèle excessif, ou le défaut d'air, ou parfois la dépression morale; mais jamais ce praticien à cravate blanche n'aurait incriminé une contagion, à laquelle il était lui-même soumis, — et qu'il évitait si aisément, grâce à un nombre suffisant de tranches de gigot, à sa promenade quotidienne et à l'enjouement de son humeur.

* * *

La prophylaxie de la phtisie étant exclusivement d'ordre économique et social, les congressistes en ont profité :

1° Pour sommer le Gouvernement de se procurer au plus tôt quatre millions et demi de crachoirs en porcelaine;

2° Afin de favoriser l'éducation hygiénique du peuple, on substituera un crachoir monté à la Semeuse des nouvelles monnaies divisionnaires, l'exergue du revers se transformant naturellement en ces mots : *évitez la sciure de bois ;*

3° Le Congrès exige également des Réunions internationales périodiques, avec cette conviction que tout orateur qui s'y donnera un tour de reins dans la langue aura bien mérité de l'Œuvre de la Tuberculose ;

4° « Une demande officielle sera faite « par le comité permanent auprès de la « direction générale de l'Exposition uni- « verselle de 1900, pour lui demander « de s'intéresser à l'œuvre prophylac- « tique de la tuberculose, en étudiant « avec le comité la forme sous laquelle « les visiteurs de l'Exposition seraient « instruits sur les procédés par lesquels « se gagne et s'évite la tuberculose ; »

5° Le dernier vœu concerne la stérilisation du lait destiné à la production du beurre et du fromage.

Efforçons-nous de rire, car c'est bête à pleurer.

*
* *

La plupart des vœux émis étant destinés à se pétrifier en règlements, la besogne du Congrès se trouve du même coup être aussi malfaisante qu'elle paraît nigaude. Chaque nouveau règlement est un nid de chenilles, ou, si l'allusion semble vive, un chou largement pommé où se couve une nichée de fonctionnaires. Interdiction et répression, surveillants et inspecteurs, tel est le catéchisme de ces congressistes, dont les uns sont étranges et la plupart étrangers, tous d'ailleurs étant prêts à accepter pour leurs élèves ou pour eux-mêmes les places que l'on ne manquera pas de créer.

Quant aux résultats utiles obtenus jusqu'à ce jour, ils se résument dans cet aveu officiel « que les tuberculeux tendent de plus en plus à être considérés comme des pestiférés, et qu'il arrive qu'on les expulse de leur domicile ». (Rapport de A.-J. Martin.)

Le public, qui confond les caniches du cirque avec les chiens de berger, voit dans le tube de culture la bonne houlette qui mène le troupeau. Il est impossible de se dissimuler que l'opinion publique marche avec les congressistes.

*
* *

Sur mon désir, trois Bénédictins en sueur compulsent depuis quarante-huit heures les registres d'abonnement de notre journal. Le nom de M. Brunetière n'y figure pas. Je puis donc, sans risque d'être gourmandé, hasarder ce texte imprécis de Bossuet :

« Les hommes se passionnent pour l'erreur, jamais pour la vérité. »

IV

Cette fois-ci, les Allemands ont tiqué, et les plus myopes ont vu dans leur jeu. Les bonneteurs de leur *Congrès contre la Tuberculose* ont maladroitement filé la carte; ils ne feront pas charlemagne avec l'argent des stations françaises. Tout le monde s'est aperçu que leur boniment des sanatoria populaires s'adressait en réalité aux clients du soleil provençal et pyrénéen : « Vous voyez ce que nous faisons pour les pauvres; jugez un peu du luxe aseptique de nos établissements tarifés. Le médecin s'y fait bouillir avant chaque visite, et l'on n'y va aux cabinets qu'en automobile. » Mais c'est en vain que ces marchands de crachoirs ont accroché leur enseigne au clou de la misère publique; la feuille de vigne de la philanthropie n'a caché à personne l'indécence de leurs nez généralement hébraïques.

Malgré mon horreur pour ces réunions officielles — où la Vérité risque toujours d'être accueillie comme la Jeunesse par des sénateurs — je me mangeais les sangs et les foies de n'être pas allé à Berlin. J'avais réuni quelques faits de poitrinaires méchamment achevés dans les gargotes silésiennes; et j'aurais mis les pieds dans le plat sans être le moindrement gêné dans mes bottes. Or j'ai appris avec satisfaction que les paroles nécessaires avaient été dites. Si jamais la Faculté devient sourde, ce ne sera pas du bruit de mes applaudissements ; — pourtant, les médecins français sauront gré au professeur Landouzy d'avoir détaillé tout ce que notre pays peut offrir aux tuberculeux *d'adjuvances thérapeutiques.*

Le substantif est copieux ; mais, si j'en riais, je serais un sans-cœur.

*
* *

De même que le poireau est l'asperge du pauvre, de même le sanatorium doit être la villa du tuberculeux sans argent. Mais, quand votre client est doré sur tranche, gardez-le pour vous, mon cher confrère. Le malade ne s'en trouvera pas plus mal, et votre porte-monnaie s'en trouvera mieux. Vous êtes assez grand garçon pour l'installer vous-même sur sa chaise longue, et il n'a de leçons d'hygiène à prendre que de vous. Et, si un consultant lui parle de sanatorium, notez-le, ce grand confrère-là, et dites-vous bien que, s'il s'est payé votre tête, il ne se la paiera pas deux fois.

Ah ! elle deviendrait jolie, la profession, si nous nous laissions faire ! On ne consulterait plus le médecin que comme on consulte l'indicateur des chemins de fer. Tuberculose... le premier train pour Davos. Ataxie, intoxication, névrose... Cocher, à la maison de santé du professeur Je-ne-partage-pas ! On a déjà dépouillé les praticiens de la chirurgie générale et spéciale, soit. On leur a pris les accouchements, passe encore. Voilà maintenant qu'on veut leur souffler les tuberculeux...

Ah çà! voulez-vous ma montre, aussi, pendant que vous y êtes?

Et les mêmes consultants qui ordonneront le sanatorium aux derniers malades payants n'auront pas assez de mépris pour le praticien famélique qui acceptera une petite remise sur le prix de la pension.

« Peuple, on te trompe! » disait Jean Hiroux.

*
* *

Si tous mes malades ne sont pas revenus des sanatoria, moi, du moins, j'en suis revenu; je veux dire que je n'y enverrai plus un seul client capable de s'offrir un bon chez-soi hors de la ville. Dans toutes les campagnes de France, on peut soigner la tuberculose; et j'ai vu guérir un tousseur qui avait fait sa cure d'air à Neuilly, petit port de mer bien connu pour sa foire, mais nullement pour ses glaciers.

L'indication formelle des altitudes est rare. En tout cas, si notre thérapeutique a besoin « d'adjuvances », adressons nos malades à nos bons confrères du Midi. Mais ne les exposons jamais aux molles fièvres de la nostalgie en pays allemand, ni à l'ignominie des cuisines helvétiques.

V

M. de La Palisse est un grand médecin méconnu. C'est à lui que la science doit l'aphorisme : « Portez-vous bien, pour ne pas tomber malade. » Toute la prophylaxie de la phtisie est inscrite dans cette bonne parole. Depuis, un médecin moins fameux, le professeur Peter, a emprunté au latin une heureuse formule : « Vivre de la vie naturelle. » Ces deux préceptes ont fait succès, et c'est d'après eux que se règle aujourd'hui non pas seulement la prévention, mais le traitement de la tuberculose. Les guérisseurs qui soignent les phtisiques par des extraits ou par des vapeurs en sont à déposer leurs réclames le long des journaux à la mode, en attendant les colonnes du boulevard. Chaque jour, de nouvelles défections dispersent les derniers fervents du looch et de la tisane. Baignés d'air comme lièvres en plaine, infatigables pour le repos et chauds de la fourchette, voilà les poitrinaires fin de siècle. Seulement les Allemands ont traduit à leur profit le *vivere convenienter*... par « vivre dans un sanatorium ». Et voici l'époque où nos malades, les bons, les rares, ceux qui nous payent, nous quittent pour Davos, pour Leysin, pour Falkenstein, pour Nordrach.

*
* *

Les médecins sont des ingrats. Pravaz n'est pas encore statufié, et aucun comité ne fonctionne pour assurer la célébration du jubilé de Paquelin. Sans ces deux bienfaiteurs du prolétariat médical, triple serait le nombre des confrères qui portent une besace sous leur redingote ou paraphent les ordonnances des instituts Drouet. Franchement, les pointes de feu et les piqûres de gaïacol ne font de mal à personne. Cette honnête thérapeutique, qui réconforte à la fois le moral du client et le tiroir du praticien, n'empêche pas les malades de manger ni de s'étendre sous une tonnelle. Cependant, les médecins ne cesseront pas d'envoyer leurs malades aux grands consultants qui les détournent vers la Prusse, vers la Suisse ou vers le Tyrol. Et ils souscriront plus tard pour le buste du grand consultant.

*
* *

Les sanatoria ont quelques indications. En France, nous en avons d'excellents, au Canigou, à Pau, à Durtol. Ils conviennent aux malades indisciplinés, insouciants, qui échappent à la main de leur médecin. Mais les autres, quelle manie de caporalisme nous pousse à les caserner? Manque-t-il donc dans leur pays, à portée de leur famille et de leur médecin, d'habitations ou d'hôtels secs et bien aérés, à l'abri du vent, à proximité d'un bois, pourvus d'un balcon et d'un jardin? Est-il donc impraticable d'y porter une chaise longue et des couvertures, et, au besoin, d'y garnir un hangar de quelques planches? J'affirme même, si l'on tient à la désinfection des crachats, qu'il n'y a pas besoin d'être dans l'Engadine ou en Silésie pour vider un crachoir dans les cabinets. — Le tuberculeux qui achète une conduite peut guérir partout, même à Paris.

Quant à l'altitude, c'est un bruit que Brehmer a fait courir. Très souvent utile, nuisible quelquefois, elle n'est jamais indispensable. Le plus célèbre des sanatoria, Falkenstein, n'est qu'à 400 mètres au-dessus du niveau de la mer. Arcachon n'est pas dans les Alpes. La montagne ne convient pas aux tuberculeux à réaction vive, à ceux qui ont de la faiblesse cardiaque ou de l'emphysème, aux anémiques, aux neurasthéniques; c'est l'enseignement même de Jaccoud. Elle expose aux hémoptysies de la descente. Elle vaut surtout par le calme de l'atmosphère et la clarté des ciels après la chute des neiges. Elle a ses indications. Nous avons des montagnes en France.

*
* *

« Ma pharmacie, c'est ma cuisine », s'écrie le Dr Deittweiler. Eh bien, il n'y a qu'un cri parmi les malades qui reviennent des sanatoria étrangers. On y mange atrocement mal. Les graisses et les bidoches allemandes soulèvent les estomacs français, autant et plus que les ratas helvétiques, accommodés à la colle fédérale. Et, pour les malades qui ne peuvent renoncer au vin, je préfère au bordeaux hambourgeois, ou au petit blanc de Neuchâtel, grouillant d'anguillules, un joyeux coup d'arbois ou de beaujolais. « N'empruntons à nos voisins que leurs femmes et leurs vins. » Oh! non, pas même leurs vins. Mais nous sommes aussi prussomanes qu'au temps de Béranger.

La mère des gobeurs n'est pas morte.

VI

Il n'y a jamais eu tant de tuberculeux que depuis qu'on les désinfecte. On nous promet de les isoler prochainement. De puéril, le jeu va devenir cruel. Depuis que le microbisme est religion d'Etat, nous n'avions plus le droit de rire des processions par lesquelles nos pères arrêtaient les épidémies. Mais voici que se lève une caricature de l'Inquisition.

La période de coercition ne fait évidemment que de débuter. Déjà nous voyons poindre les sanctions pénales. La logique des choses veut que le système ait son complet développement. Nous en arriverons à la prise de corps, et la prison d'hygiène remplacera la prison pour dettes, de vaudevillesque mémoire. On dira Angicourt comme on disait Clichy. Mais toutes les phtisies ne sont pas pulmonaires ; on internera aussi les diarrhées suspectes et les épididymes bosselés. Du moins, pour faire sa preuve, et sous peine d'amende, faudra-t-il aller à la selle sur la platine d'un microscope, ou frustrer Jeanneton d'une partie de son dû au profit des cobayes municipaux. De l'odieux, on versera dans le ridicule, qui tuera ces pratiques fétichistes. A moins que ne surgisse un nouveau Pinel qui, d'un geste large, délivrera les poitrinaires ; admirable sujet pour dessus de pendule !

*
* *

Rien d'écœurant comme une salle d'hôpital où l'on parque les poitrinaires. Dans nos vieux hôpitaux de Paris, on réserve à ces malades de second choix les salles basses et infectes. Le médecin y passe quelquefois. Il tenterait l'aération continue si les malades étaient mieux couverts, la suralimentation s'il ne voyait déposer les côtelettes sur la table de nuit entre le crachoir et l'urinal. Les « bacillaires » n'ont plus de rideaux. D'un bout à l'autre de la rangée, ils peuvent entre eux se regarder mourir. Aucune « vieille chanson » ne berce plus leur misère. Mais ils ont du sublimé dans leurs crachoirs.

Si, après cela, ils ne sont pas contents !

Critique et Déontologie

Critique et Déontologie

VII

Étendez la main dans la rue, et vous toucherez un bon garçon. Cette sympathique vermine grouille dans notre « milieu » médical, comme les poux sur la tête d'un pauvre homme. L'esprit de camaraderie s'est assis sur l'esprit critique; et cette métaphore est défendable, car le bongarçonnisme nous apparaît comme fessable et pesant. Publiez donc; allez-y de vos « Revues générales », lavures de science, clystères fadasses plusieurs fois rendus et ravalés. Faites mieux : crachez par terre, montez dessus, et criez : « Je viens de bâtir la colonne! » Les camarades sont là, qui diront: « Ce n'est vraiment pas mal. »

Si l'œuf pondu est un œuf officiel, toute la basse-cour éclate en cocoricos.

*
* *

Parfois, tandis que l'auteur congratulé reçoit des coups d'encensoir à lui casser la margoulette, quelqu'un lui enfonce traîtreusement une épingle dans le derrière. Parmi les bénisseurs, il y avait une rosse. On comprend ceux qui se vengent ainsi des révérences officielles, des sourires jaunes et des visites forcées, par les petites mauvaisetés du pince-sans-rire. Mais la rosserie est affreusement passée de mode. Et la Vérité, d'ailleurs, ne trouve pas plus son compte avec les ironistes qu'avec les pommadeurs.

Que demander alors? Du caractère. Mais il y a belle lurette que cette denrée a disparu de la circulation. Efforçons-nous donc simplement de suivre, avec exactitude, la méthode des pieds dans le plat.

*
* *

Pour gouverner, dit-on, il faut avoir le cœur velu. Si l'on ambitionne de rechercher la vérité scientifique et de démasquer l'erreur, il faut se garder tout autant de sa sensiblerie; il faut jeter de côté ses relations et ses amitiés. Pour bien faire, mais ce serait duriuscule, il faudrait vivre dans une cave, comme Jean-Paul, et ne voir personne, pour ne subir l'influence de personne.

Le malheur, c'est qu'on a beau garnir ses phrases d'ouate et mettre des chaussettes à sa critique, on est toujours forcé de marcher sur le pied de quelqu'un; — et il n'y a pas de cor plus sensible que l'amour-propre médical.

*
* *

Après tout, comme dit cet autre, il n'y a que les imbéciles qui ont tort. Que les morveux se mouchent, et que ceux qui ne sont pas contents s'en aillent faire lan laire...

La lutte des idées est bonne, quand elle est dégagée d'intentions offensantes, quand on daube sur le dos du faux savant, sans effleurer l'épiderme de l'homme.

Je persisterai donc, si vous le voulez

bien, à parler librement des œuvres, grandes ou petites, des grands et des petits. Mais je n'écrirai jamais du professeur X que les moules l'appellent papa, ni du collègue Y qu'il y a des guillotinés dans sa famille.

VIII

La salle à manger de Marius était si basse qu'on ne pouvait y servir que des soles frites. Celle du médecin se rétrécit de jour en jour ; bientôt il n'y pourra plus manger que des épluchures.

Le médecin famélique est un type de formation récente. L'abdomen du bon docteur pointe encore dans quelques vaudevilles rancis, mais cette obésité paraît anachronique. Les bottes du rapin et le chapeau crasseux du poète ne voient plus guère le feu de la rampe, et le paletot du pion est pendu au magasin des accessoires; en revanche, sur la scène, comme dans le livre et devant le tribunal, on voit se profiler la maigre silhouette du médecin sans malades. Bientôt on le laissera à la parade, et Paillasse lui donnera des coups de pied dans le derrière.

Il est vrai qu'en vis-à-vis l'avocat fera la culbute par-dessus le notaire. La décadence des professions libérales est universelle.

*
* *

Quelques-uns de nos confrères ont emporté de la boutique paternelle tout un fonds de bon sens commercial. Ils réussissent dans la médecine, comme ils auraient réussi dans l'épicerie ou le commerce des porcelaines. Beaucoup végètent philosophiquement, sous la protection d'une belle-mère, à l'abri d'une dot chèrement conquise. D'autres se sont faits masseurs, dentistes, doucheurs, hôteliers, députés, courtiers en eaux minérales. Il ne reste plus guère à prendre que la place des manucures et des garçons de bains. Pour la plupart, quel est le lot? La médiocrité d'une vie laborieuse, les réveils nocturnes et les petits honoraires toujours discutés, sans cesse amoindris. Ils avaient naguère la considération, qu'on leur dispute aujourd'hui. Ils n'ont plus, comme compensation, que la bonne humeur des services rendus, le charme délicat des intimités féminines et la douceur de pouvoir sourire devant des choses et pour des mots que les barbares ne comprennent point.

*
* *

Le mal dont souffre notre profession ne paraît pas aisément curable, à faute d'un miracle. Mais on voit difficilement les délégués des Syndicats pèlerinant vers Lourdes, avec un cierge de six livres dans la main droite ; M. Homais en ferait une jaunisse. Si la thérapeutique de ce mal est obscure, son étiologie, au contraire, luit clairement aux yeux de tout le monde ; — et les responsabilités commencent à se préciser.

A défaut d'un jury d'État jugeant librement les candidats instruits par des Écoles concurrentes, la Faculté, sous peine de proclamer elle-même la déchéance de son enseignement, est obligée d'estampiller autant de docteurs qu'elle a compté d'élèves. Pour tant de diplômés, il n'y a plus assez de malades, depuis que l'Assistance publique, au lieu de soigner les seuls indigents, s'est mise à vendre de la soupe et à brocanter des pansements. La plupart des malades aisés qui ont encore la pudeur de l'hôpital sont neveux ou tantes de médecin, à moins qu'ils n'appartiennent aux Mutualités qui ont avili le taux des honoraires.

*
* *

Le pis est qu'un malentendu divise maintenant médecins et clients. Les magnétiseurs et les concierges-guérisseurs ont doublé leur clientèle. Les femmes qui souffrent du ventre demandent à l'herboriste des injections d'eau de guimauve, et tremblent des quatre membres quand il faut qu'elles se décident à venir au speculum. Le médecin qui conseille une opération devient immédiatement un suspect; s'il prescrit une spécialité, c'est qu'il a une remise.

Cette intolérable méfiance du public semble avoir été créée par la presse incompétente et par un lamentable procès. Mais les médecins commencent à comprendre que les véritables initiateurs de la campagne qui les a déconsidérés, ce sont les parangons de vertu, professeurs d'honnêteté médicale, qui, après avoir fait poser à la porte de l'Académie le premier chirurgien de l'époque, ont dénoncé dans les salons la grande conspiration des dichotomistes. Tout le reste a suivi. Il y avait quelques compresses sales à aseptiser en famille ; on a voulu un Panamino médical. La lessive faite dans la rue s'est épaissie en une purée où barbotent les petits et où Laporte a failli se noyer. Voici maintenant que les grands commencent à recevoir des éclaboussures. Qui les plaindra ?

Demandez le krach des médecins !

IX

Ni plus ni moins que les robins et les militaires, notre profession a ses mastuvus. Les pires cabotins de la médecine, ceux qui méritent les sifflets à roulettes, jouent la comédie du désintéressement et ne touchent leurs honoraires qu'avec des pincettes. Fils à papa sinon castors, ils sont en moyens de dédaigner le gain professionnel. Ils étendent leurs relations et grandissent leur renommée aux dépens des confrères qui vivent de leur métier. C'est eux qui font proclamer par M. Prudhomme que la médecine est un sacerdoce. — Oh ! là là !

« Au début de ma carrière, disait un vieux médecin, je rougissais quand on me remettait de l'argent; maintenant, je rougis quand on ne m'en remet pas. »

*
* *

Une mode du jour est celle des « opinions à répandre ».

Faisons donc savoir au bon public que le médecin d'aujourd'hui gagne moins qu'un charcutier, tout en tripotant de la viande moins saine; qu'il est décidé à relever le taux de ses honoraires; que, comme le notaire et l'avocat, il saura faire payer ses conseils et son assistance; qu'un médecin qui fait son devoir n'est jamais assez honoré; qu'une opération signée Doyen vaut le prix d'un portrait signé

Bonnat; et que, de l'argent qu'il touche, le chirurgien a le droit de faire l'emploi qu'il veut.

Quant à la bienfaisance, elle s'exerce à l'hôpital, dans les Sociétés Mutuelles, ou se manifeste plus délicatement par la discrétion vis-à-vis de l'infortune. Quel est le médecin français qui se soustrait à cette obligation morale?

*
* *

Le mauvais confrère, c'est ce Professeur honoraire de la Faculté, ancien président de l'Académie de Médecine, qui acceptait des clients à dix francs dans son appartement du boulevard Malesherbes. Celui-là, il s'en est allé dans la fumée de l'encens officiel.

Mais Péan, le grand confrère, l'homme qui a le plus fait dans ce siècle pour la profession médicale, a été conduit en terre dans un tombereau de fumier.

Un journaliste de la grande presse a jeté sur son cercueil quelques pelletées d'immondices particulièrement puantes. Nous croyons savoir quel est le jeanfesse qui souffle à ce gazetier ses chroniques latéro-médicales. Un jour ou l'autre, on le pincera sur le fait. Il y a promesse de mariage entre un soulier et son fond de culotte.

Voilà les bans publiés. A bon entendeur...

X

Quand il plut à Daudéphis d'accommoder à la sauce médicale les rogatons littéraires tombés de la table paternelle, quelques journaux firent oh, oh ! les autres, plus nombreux, dirent simplement ah, ah ! Mais la presse lui fut amie, puisqu'elle ne se tut point, et les morticoles durent souffrir qu'on parlât d'eux sans méningement.

Les journaux n'ont pas soufflé ouf du livre d'André Couvreur. S'il est vrai qu'en littérature il n'est ouvrage que de maître, au moins *le Mal nécessaire* est besogne de bon ouvrier. Pourquoi cet effort robuste s'est-il brisé contre une muraille de silence ? Mais pourquoi as-tu gaffé, mon cher Couvreur, en laissant voir ta rancune d'indigène contre nos conquérants nasus ? Tu as donné le profil juif à ton chevalier du dichotome ; si tu avais trempé son bistouri dans l'eau bénite, la presse eût apprécié la satire.

*
* *

On fait tort à notre profession chaque fois qu'on met en scène, devant le public qui paie, les brigands d'opération-comique qui mettent une blouse pour détrousser le client, et partagent son escarcelle derrière un décor ensanglanté.

Montrer le médecin embusqué au coin du coffre-fort pendant que le chirurgien cambriole un ventre, c'est indirectement faire une réclame à quelques raccrocheurs de la chirurgie puritaine ; c'est préparer leur boniment aux mauvais confrères qui, après avoir fait passer Péan pour l'inventeur de la pince-monseigneur, se trémoussent encore aujourd'hui sur les tréteaux de la probité :

« Par ici, Mesdames et Messieurs, par ici pour les opérations ! C'est nous qu'est les honnêt' hommes. »

Ces professionnels de la vertu, qu'il ne faut pas confondre avec les vertueux de la profession, tireraient d'ailleurs de l'huile d'un mur et des billets de mille d'un panaris. Ils fourrent déontologiquement d'énormes honoraires dans leur poche avec leur dignité par-dessus, et partagent seulement la responsabilité avec le médecin traitant.

Le client paie la même tournée, mais c'est son médecin qui trinque.

*
* *

Les concours donnant des titres, mais non des nageoires, il me paraît difficile que la Faculté remonte le courant qui entraîne les praticiens à boycotter les consultants officiels.

Elle peut s'en prendre de cette disgrâce aux faux bonshommes qui ont joué de la vertu comme les faux aveugles jouent de la clarinette : pour remplir leur sébile. Ils savaient à merveille que les mœurs d'une profession varient avec les conditions économiques et qu'il ne s'agissait en aucune façon d'exploiter le client, — celui-ci s'inquiétant vivement si l'argent sort de sa poche, mais nullement dans quelle poche il va. Par avantage et non par vergogne, ils ont dénoncé les manières nouvelles avec des effarouchements d'ex-rosières : « Quelle horreur, ma chère ! oh ! les vilains hommes ! »

Le truc n'a pas pris longtemps.

Alors, comme ces vieilles gardes qui se rendent toujours si elles ne meurent jamais, ces vestales de la tradition ont successivement offert aux praticiens, comme prix de leurs faveurs, le sou du franc de la cuisinière et le pour cent du courtier marron.

Mais c'est en vain que, pour le racolage, leur persienne s'entr'ouvre et leur rideau s'agite. On ne montera plus pour leurs beaux yeux, et on méprise leurs aumônes.

*
* *

Pour faire de la bonne besogne et du travail neuf, un congrès de déontologie devrait acclamer les principes suivants :

1) Dans toute opération, dans toute consultation *médicale* ou *chirurgicale*, à responsabilité égale honoraires égaux;

2) Mise en quarantaine (avec lazaret) des chirurgiens qui reçoivent des malades sans l'intermédiaire d'un médecin.

Le dévergondé qui lirait ces projets de résolution au congrès de l'Exposition y serait pourtant reçu comme une mouquère dans un presbytère.

Ce *Congrès de déontologie de 1900*, étant officiel, doit être horripilant.

Peut-être les organisateurs — dont un

au moins s'en fait une réclame — supposent-ils que les praticiens attendent les conclusions du congrès pour guider leur conscience, comme ces jeunes filles qui attendent pour rougir que leur maman tousse.

Bien qu'il fût écrit en mots d'un décimètre, j'ai pris connaissance du programme qu'ils m'ont adressé. Or ce menu n'étant composé que de vieilles croûtes, ce n'est évidemment pas à ramollir ce pain rassis que ces conclusionnaires gagneront leur décoration. Il faudra donc bien qu'ils fournissent aux pouvoirs publics un prétexte pour mettre encore quelques pointes à notre collier de force.

L'État est notre ennemi, les officiels nous poussent dans ses mains. Mauvais bergers qui appellent le loup.

XI

Quand les vieilles demoiselles accouchent, leur produit est mal conformé. La « Société de Médecine de Paris », dont nos pères ont connu l'existence virginale, vient, pour le bon motif, d'enfanter un Projet de Réforme des Expertises médico-légales. Elle souhaite la création la plus immédiate — c'est le français du texte — d'un Institut médico-légal, et de médecins experts spécialistes. Il serait étonnant qu'un tel vœu ne fût pas accueilli par la faveur officielle. De nouveaux crédits, de nouveaux fonctionnaires, de nouveaux règlements, et bientôt de nouveaux diplômes ; la Chine n'a pas assez de mandarins.

Elle n'a non plus, sans doute, assez de spécialistes. En dehors des spécialisations opératoires, les seules justifiables, nous possédons déjà les spécialistes pour les maladies de la poitrine, pour celles de l'estomac, du cœur, des rognons. A quand leurs Instituts et à quand leurs brevets? Le praticien qui s'intitule médecin tout court, et qui sait la médecine, ne paraît déjà bon qu'à guider les malades dans le choix d'un consultant.

Voilà qu'on n'en veut même plus pour les figurants de la Morgue.

*
* *

Ce qui sert au médecin expert, c'est avant tout la connaissance de l'anatomie pathologique. D'après l'aspect des lésions, affirmer leur cause, chercher à discerner — ce qui est le plus difficile — quel a été le mécanisme de la mort, voilà ce qu'on n'apprendra jamais dans un Institut médico-légal : — pour cette raison que c'est à l'hôpital seulement, et *conjointement avec la clinique*, qu'on peut enseigner avec fruit la science de Morgagni, de Cruveilhier et de Lancereaux.

Cette pauvre anatomie pathologique est, du reste, dans le troisième dessous. L'enseignement incohérent de la Faculté montre aux élèves des pièces isolées, dépourvues de signification et d'intérêt. Exhiber aux étudiants un anévrisme aortique sans leur démontrer en même temps l'intégrité des artères et des jointures, sans vérifier avec eux l'état de la rate et du foie, sans qu'ils aient suivi le sujet et connu ses antécédents ; faire ensuite défiler devant leurs yeux ronds des poumons piteusement solitaires et des cœurs orphelins ; autant vaudrait les conduire à la foire de Montmartre et leur faire l'explique au Musée des horreurs, ou devant l'Homme à la tête de veau.

Les internes eux-mêmes, préoccupés de bactériologie, ont délaissé les études nécroscopiques. J'ai vu tous les internes d'un hôpital rester babas devant un foie gommeux, les uns tenant pour le cancer, les autres pour l'adénome. Il est vrai qu'à peu de jours d'intervalle j'entendais une fort belle harangue d'un chef de Clinique sur les infarctus hémorrhagiques du foie, quand il s'agissait de petits angiomes, lésion des plus communes dans cet organe — signalée, du reste, dans le livre de Hanot et Gilbert, comme une absolue rareté.

Pour les altérations les plus vulgaires, dont la nature saute aux yeux, on est obligé d'avoir recours au microscope ou à la culture, moyens qui ne devraient guère servir qu'à la confirmation, en matière de diagnostic anatomique. Il ne manque plus que d'enlever aux chefs de service les autopsies, comme on leur a enlevé les consultations, et de les confier à un cadavrier en chef. Il en est question. Nous dégringolerons alors au-dessous des Anglais, dont l'ignorance à ce point de vue offre pourtant une si jolie épaisseur.

*
* *

Si l'on veut avoir, sur tout le territoire de la République, de bons médecins, et même de bons médecins experts, il convient et il suffit de donner à tous les élèves toute l'instruction à l'hôpital, devant les lits des malades et devant les tables d'autopsie — et rien qu'à l'hôpital.

XII

La Saint-Barthélemy n'a été qu'une pastorale. Un drame autrement corsé est à la répétition. Si l'on en croit d'excellents pronostiqueurs, on va étriper les fils de Zabulon et mettre en pièces Judas et Manassé. Les Juifs n'ont plus pour avocat qu'un styliste qui les admire à travers la lunette de ses cabinets. L'égalité des races, la tolérance religieuse, tous les Immortels Principes qu'ils font résonner depuis cent ans, grelottent maintenant à leurs trousses comme casseroles à la queue des chiens. Le chanvre se moissonnera à la proche saison ; mon nom est géographique, et je danserai au bout d'un réverbère. Gare à tous ceux qui n'ont pas le nez de Réjane !

*
* *

La question sémitique est question médicale. La physiologie nous enseigne que le fourreau est un organe de délicatesse, et l'opothérapie préputiale s'indique comme palliatif de la vorantise. Les anatomistes reconnaissent quelques particularités au squelette des Hébreux, et l'admirable talent de Germain Sée n'a pas empêché l'acceptation d'une Pathologie Juive. Oh ! sur ce dernier point, pas de doute. Une morphologie spéciale des eczémas, une incroyable fréquence du diabète gras, de la gravelle, des stigmates héréditaires, de la manie par accès, ce n'est plus du tout la physionomie du neuro-arthritisme indigène, c'est la tare d'une race. Et chacun sait que « la première aristocratie du monde » forme une individualité ethnique des mieux précisées.

*
* *

Les Israélites nous fournissent des clients et des confrères.

Il n'y a pas meilleurs clients. Ils sont obéissants, fidèles, attentifs à leur santé, et, ce qui ne gâte rien, ils paient la note de leur médecin.

Aux confrères, nous reprochons d'avoir introduit dans notre profession des pratiques trop commerciales. J'entre dans une boutique de la rue Saint-Honoré pour acheter des souliers. Le vendeur, qui portait son acte de naissance au milieu de sa figure, me demande : « Vous n'avez pas mal à la gorge? » Et il me glisse la carte d'un spécialiste au nom germano-chaldéen. Un autre Hébreu noie les médecins sous ses prospectus; il s'annonce bon chirurgien, ancien interne, nous demande des opérables pour sa maison de santé, et fixe le taux de la remise. Un troisième... mais celui-là m'a fermé la bouche par la promesse d'un pot-de-vin.

Mon Dieu! il faut bien gagner sa vie et, comme on dit au faubourg, il n'y a que les honteux qui perdent. Tout de même, le mauvais goût de tels procédés gêne les moins puritains.

*
* *

Nous garderons nos bons Juifs. Ils jetteront un os au lion populaire qui, las de manger de maigres curés, bave d'appétit devant les bedaines juives. Au besoin, ils sauront faire la part du feu; et déjà les plus intelligents se déclarent antisémites.

Quelques-uns sont l'honneur de la Faculté et des hôpitaux. Il y en a de célèbres autant par leur désintéressement que par leur savoir. Mais la plupart des praticiens israélites ne sont des modèles que pour Forain.

XIII

Le médecin « vidé par les concours » est un personnage allégorique. Où sont les victimes de l'onanisme intellectuel ? On cite bien un ou deux cancres qui ont bachoté leur Bureau Central. Il y a, en outre, dans les hôpitaux, une demi-douzaine de bons praticiens, d'une valeur moyenne, décorés, ordinaires, qu'il est injuste de traiter de vessies dégonflées sous prétexte qu'ils ne brillent pas au firmament scientifique comme des lanternes de première grandeur. Mais qui ne sait que le reste forme une élite de soigneurs, de chercheurs, d'enseigneurs ?

La réforme du concours, qui excite quelques médecins, indiffère au plus grand nombre; elle ne profiterait ni aux élèves, ni aux malades. Les propositions sont diverses; un seul projet de réforme est séduisant, celui de M. Siredey, qui offre de ne modifier rien, mot qui, depuis Molière, signifie peu de chose. Que veut-on au surplus? Empêcher le favoritisme? La réforme du cœur humain, alors. — Nommer des jeunes? On n'improvise pas l'expérience clinique. — Supprimer le concours? On le rétablirait au premier grotesque que la faveur administrative ou le hasard d'un scrutin glisserait dans le corps enseignant. Sans compter que l'épreuve des titres fournirait aux malades des médecins pour cochons d'Inde.

La tradition est bonne à suivre qui donne depuis si longtemps des maîtres distingués aux étudiants, aux malades toujours des médecins dévoués.

Oui, le règlement actuel ferme la porte du salon médical aux rhumatisants de l'échine, déshabitués de saluer avec grâce ; mais il écarte aussi les éclopés de l'esprit et de la langue, et n'y laisse pénétrer qu'un très petit nombre de médiocrités parasites. On aboutira laborieusement à des modifications de détail. Pour l'ensemble, on ne trouvera rien de mieux. La preuve est faite.

*
* *

La question des médecins des hôpitaux reste ouverte, mais sous un angle plus large. Il s'agit de savoir si l'Assistance publique continuera, par le mirage d'un titre, à exercer un chantage vis-à-vis des médecins, au détriment des élèves et des malades.

Payer les médecins, au lieu de les humilier d'une allocation ridicule ; en retour, obtenir d'eux — et d'eux tous — qu'ils consacrent leurs matinées tout entières au service et à l'enseignement, voilà la réforme. Les malades ne verraient plus le chef de service galoper avec son état-major sur le front des pancartes, en jetant quelques ordres hâtifs. Chaque hôpital deviendrait un centre autonome d'éducation scientifique ; et bientôt sourirait l'espoir de voir la concurrence, source de tout progrès, remplacer le stérile monopole universitaire.

Le rêve est lointain.

XI

Déjà toutes les laveuses de vaisselle possèdent leur brevet d'institutrice. On lira prochainement dans les petites annonces du mardi : DOCTEUR EN MÉDECINE, vingt ans de pratique, Médaille d'or des épidémies, Médaille de cuir bouilli de la Faculté d'Avignon, demande une place de plongeur dans un restaurant à prix fixe. Ferait au besoin les extra. Références de premier ordre.

En voulez-vous un document ? — C'est une lettre reçue par l'administrateur du *Journal de Médecine Interne*.

Un médecin d'un département du Midi lui écrit que le journal l'intéresse, qu'il est gêné pour le moment, mais que, si on veut bien lui en continuer l'envoi, il espère, dans le courant de l'année, pouvoir acquitter le prix de l'abonnement, cinq francs.

Invraisemblable ? Eh bien, parole d'honneur.....

*
* *

Les misères professionnelles n'empêchent pas nos maîtres de s'amuser en société. La petite folle de la rue des Saints-Pères poursuit ses joyeusetés, sans trop faire parler d'elle.

Jérôme Paturot n'assistait pas à ses dernières séances. Les délicats le regretteront. Il aurait inspiré à Saint-Ernest un pendant à son *Ode au Vésicatoire.* Quelques orateurs lui eussent fourni la rime. Avec Hervieux, Ferrand et Lancereaux, il eût rencontré la raison.

Quelle drôle d'idée de bêcher le vésicatoire, puisqu'il est reconnu qu'on ne peut pas s'en passer ! On veut donc détruire dans le peuple les dernières croyances ?

A parler sérieusement, cette discussion académique devrait avoir un résultat : ruiner le préjugé qui interdit le vésicatoire chez les rénaux.

* * *

Sur le terrain médical, on butte ainsi à chaque pas contre de vieux pavés, déposés là on ne sait par qui, et qu'il est temps d'écarter du pied.

C'est le calomel, qui empoisonne ceux qui mangent du salé.

C'est la digitale, qui tue les aortiques.

C'est la morphine, dont il faut se garder chez les albuminuriques.

Ces opinions-là et bien d'autres sont extérieures à la médecine. Elles lui viennent du dehors. Elles y ont été accolées par les chimiâtres et les physiologues : « le calomel avec du sel marin fait du bichlorure assassin, la digitale élève la tension, la morphine ferme le rein à clef »..... Fort bien. Mais des *faits*, des faits anatomo-cliniques, en avez-vous ?

Il n'y a pas de faits? Alors, comme dit Gugusse, il n'y a rien de fait.

XV

Beaucoup de *spécialités* n'offrent que ceci de spécial, de n'avoir absolument rien de particulier. Leur formule générale est la suivante : rien du tout, avec de l'eau. On conçoit que, dans ces conditions, il importe peu que la dose en soit massive ou homœopathique.

Tels sont les honnêtes Dépuratifs (garantis sans mercure) qui s'affichent contre les Vices du Sang, au dos du *Figaro* comme aux ardoises des pissotières.

Leur efficacité, pour être mystérieuse, n'en est pas moins incontestable. Un réclamiste qui sait son métier sauvera d'innombrables malades en leur faisant avaler au repas du soir, dans la première cuillerée de potage, de simple crottes de lapin roulées dans la farine.

*
* *

Les médecins auraient mauvaise grâce à déplorer la crédulité populaire. Eux-mêmes se haussent surtout auprès du public par le caractère mystique et sacerdotal de leurs pratiques. Nous tenons les malades par l'Ordonnance, talisman sacré, gri-gri redoutable, qu'ils emportent avec d'autant plus de vénération fétichiste qu'ils en pénètrent moins le secret.

Quelques vieux fraters sont assez ficelles pour formuler encore en latin. Les jeunes utilisent le truc de la notation chimique. On épate le chaland, et l'on rit un brin, l'association de ces deux malices permettant les espiègles jeux :

H^2O } ãa
Ejusdem } 10 gr.
Aquæ fontis, 100 gr.

[Une cuillerée tous les lundis matins.]

Ne fût-ce que par coquetterie, les médecins ne renonceront jamais complètement à formuler.

* * *

Il y a pourtant des confrères, et beaucoup, et des bons, et des honnêtes, et des malins, qui ne prescrivent plus guère que des spécialités. Ont-ils tort ou raison ? On a éculé pas mal d'arguments contre et pour, et je n'aime pas à ramasser les opinions qui traînent.

Mais ce que je dirai à tue-tête, c'est qu'à côté des médicaments d'urinoir, à côté d'innombrables spécialités qu'on peut honnêtement prescrire, il y en a quelques-unes que nous devons prescrire.

J'ai des *faits*. C'est la quinine du commerce échouant contre la névralgie à quinine, l'iodure du commerce abîmant affreusement de pauvres éclopés d'amour, la digitale du commerce impuissante à dégonfler les cardiaques, les mêmes malades tout de suite débarrassés par les spécialités correspondantes.

Chaque fois qu'il faut agir énergiquement et vite, à plus forte raison si l'on ne connaît pas le pharmacien de son client, le devoir du médecin est de prescrire la spécialité.

Est-elle vraie, l'histoire du confrère empoisonné ? Il s'empoisonna bel et bien ; mais, quelques jours auparavant, désirant déjà en finir, il avala tout un flacon de granules de digitaline. Puis il alla faire son service d'hôpital.

* * *

Malheureusement, outre la chasteté, les médecins ont encore la pudeur. « Je ne prescris jamais de spécialités ; j'ai peur qu'on me soupçonne... »

Ces femmes de César cesseront de rougir, si elles considèrent que tous les « grands maîtres » sont d'abondants donneurs de spécialités. Pour ne parler que des morts, en a vu dans maintes gazettes le professeur Potain dévoiler ses habitudes en matière de digitale, et Charcot (oh! combien mort, celui-là!) ne signait jamais une ordonnance où ne figurât le nom d'un pharmacien connu, — et d'ailleurs distingué, comme tous les pharmaciens.

XVI

Il ne suffit pas d'avoir un goitre pour être joli garçon. On essaie pourtant de nous persuader que l'ignorance crétine du grec et du latin suffira pour former des médecins distingués.

Cette querelle du latin, treize fois vidée, donne aux lettrés l'invincible nostalgie du déjà lu. Les arguments y prennent la couleur et l'aspect des formes vagues que le croc retire des poubelles. Offrir au public des chats crevés et des trognons de choux comme plats du jour ou fruits du progrès, telle est la besogne de biffin qu'ont entrepris les soi-disant rénovateurs de l'esprit français et de l'énergie française.

Ainsi donc, il faut les en croire, au vieux temps et par le méfait de l'éducation classique, il n'y avait pas d'hommes, il n'y avait que des tripes; et la place des savants était tenue par des enfants de chœur. Les Montcalm et les Dupleix ne s'étaient nourris sans doute que de langues vivantes ; et nous apprendrons un de ces jours que le jeune Bichat, comme Lagrange et comme Laplace, sortait de cet enseignement moderne qu'on désigne plus généralement sous le nom de « cours des bestiaux ».

*
* *

Le prolétariat intellectuel, dont M. Henry Bérenger dénombrait naguère les escouades montant à l'assaut des asiles de nuit, se recrutera par régiments pleins si l'on substitue au latin les « notions utiles ». Dans les cafés, derniers salons où l'on cause, les baveux répètent entre deux bocks ce qu'un académicien a écrit sous lui : « L'enseignement fait les déclassés. » C'est, au contraire, le latin qui rebute ; c'est la vieille éducation qui barre l'accès des écoles à des milliers d'éphèbes qui, n'ayant pas « mordu » au latin, se résignent à faire leurs trois ans de soldat.

Quant à nous, docteurs en médecine et

praticiens, nous n'en sommes plus à plaindre les bacheliers qui couchent sous les ponts, pour cette excellente raison que beaucoup de nos confrères n'ont pas d'autre domicile, et qu'on y prépare notre propre couverture. Comme, sans doute, nous ne sommes pas encore assez nombreux dans la profession, on veut, en biffant le latin des programmes, engager les bataillons scolaires à envahir le cours de Farabeuf. Nous estimons que la dispense militaire est déjà une cause suffisante de notre encombrement, c'est-à-dire de notre infortune ; et, quand on nous crie :

« Sus au latin ! »

nous répondons :

« Les étudiants sac au dos ! »

XVII

Si l'affiche suivante était apposée à la Faculté :

COURS DE PATHOLOGIE LATÉRALE

En raison des fortes chaleurs, le professeur X... fera désormais son cours en caleçon de bain,

ce maître bien fait aurait peut-être une chance de réunir enfin un auditoire. Il est vrai que son public se composerait, non d'étudiants en médecine, mais de quelques élèves des Beaux-Arts et des nombreuses étudiantes qui se préparent à soigner le client par l'infusion de feuilles de rigolade.

Sur 6.000 étudiants, chaque professeur a quatre pelés à son cours. S'il veut racoler le cinquième tondu, il doit inaugurer une « attraction », comme ces limonadiers qui ne parviennent à débiter leur bière qu'en faisant servir les bocks en musique, ou par des dames costumées. Dasmachino, lui, avait imaginé de faire tenir la médecine dans un album de photographies. Cet excellent homme, qui restera célèbre dans la science par les bons dîners qu'il nous offrait, n'obtint qu'un succès de digestion polie pour avoir négligé, entre deux projections de moelle épinière, de faire paraître sur l'écran lumineux Mme Judic en modeste déshabillé. En revanche, aux représentations de Charcot, il fallut des gardiens pour maintenir la foule ; et la surveillante qui servait d'ouvreuse fit fortune à louer des lorgnettes. Les tableaux vivants offraient le même caractère scientifique que les exercices de Mlle La Goulue ; mais l'entrée était gratuite, et les poses plus suggestives.

Sans fleurs, sans flonflons et sans femmes, dans un amphithéâtre mal odorant, recevoir en pleine poitrine un chapitre de pathologie, c'est une épreuve qui arrache aux plus philosophes le cri du titi qui passe sous une gouttière : « Heureusement encore qu'on ne paye pas pour recevoir ça ! »

Or on nous annonce les *cours officiels payants*.

*
* *

La *réforme du concours d'agrégation* fournit des Premier-Paris, genre Laborde, dont le froid et l'obscurité font frissonner le lecteur, qui ne sort jamais de ces tunnels sans un rhume de cerveau. On peut demander avec justice que le concours reste décoratif, quoique pompier. Mais les épreuves, quelle qu'en soit la forme, combinées à un sage favoritisme, ont toujours suffi et suffiront encore à désigner de parfaits médecins comme survivants de ce jeu de massacre.

Malheureusement, les agrégés, comme les professeurs, ressemblent à ces maîtres baigneurs, d'ailleurs pleins de talent, qui enseignent à nager sur un billard. La médecine s'apprenant dans les salles et chez Morgagni, et jamais pour la moindre bribe dans les amphithéâtres, nous répéterons sur des instruments variés la ritournelle suivante aiguisée en scie :

l'enseignement libre et concurrent aux Hôpitaux et aux Cliniques,

les examens à la Faculté.

A moins que les Professeurs, voulant à toute force servir à autre chose, n'emploient très utilement leurs robes rouges dans les cerisiers.

XVIII

Je propose un joli sujet pour une composition de vers latins :

PARALLÈLE ENTRE LA COMÉDIE-FRANÇAISE ET LA FACULTÉ DE MÉDECINE DE PARIS.

*
* *

On m'avait donné, mercredi, un billet pour les Français. N'ayant pas trouvé à le vendre pour boire, j'étais allé écouter la pièce. Les comédiens furent détestables. Mon voisin, à qui j'avais emprunté sa lorgnette, me remercia de cette marque de confiance, en m'expliquant que la Comédie se recrutait désormais parmi les fils à papa, et qu'elle était l'asile des médiocrités jalouses. Mon voisin était un monsieur très bien, et je m'en allai pensif, en emportant son explication et sa lorgnette.

Depuis, j'ai vainement cherché sur l'affiche de la Faculté si on y jouait *Cabotins*. Mais j'ai compris que les sociétaires de cette docte troupe, étant ce qu'on appelle dans l'argot des coulisses *chefs d'emploi* de leurs rôles, avaient les mêmes raisons que leurs congénères du Théâtre-Français pour écarter les concurrents talentueux.

De fait, au Théâtre Brouardel comme à la Faculté de Molière, les meilleurs sujets ne figurent pas sur la liste des artistes engagés. Sarah Bernhardt en est sortie, et Claude du même nom n'y est jamais entré.

*
* *

La Faculté jouissant d'un monopole, tout comme la Régie ou la Compagnie des Omnibus, on peut également comparer son enseignement :

1° Aux allumettes de l'État français;

2° A l'omnibus Montmartre-Place Saint-Jacques.

Il est avéré, en effet, que cet enseignement, tout comme les nouvelles allumettes, coûte très cher et ne prend pas; et que, d'autre part, nos conducteurs officiels, en voulant sortir des voies battues, mais sûres, de la clinique, versent leurs jeunes voyageurs sur le pavé de la pathogénie, et leur font ordinairement manquer la correspondance pour la clientèle.

Supposons encore, je vous prie, qu'on octroie à une maison unique le privilège de fabriquer la charcuterie. Cette marchandise étant désormais confectionnée d'après les théories exclusives du professeur Autotoxoff, la galantine risquerait d'être bourrée d'inexactitudes, et la doctrine de l'intoxication alimentaire influencerait le veau piqué, au point de le rendre immangeable.

Je ne vois pas pourquoi ce qui est vrai pour la charcuterie ne le serait pas pour la pathologie. Celle qu'on nous sert dans les livres officiels est indigeste et tache le papier. Et, si nous ne sommes pas contents, nous n'avons pas la ressource d'aller chez le marchand d'en face.

***

La concurrence, qui est l'âme du commerce, est également l'âme de l'enseignement.

Aucun de nous, n'est-il pas vrai, mes chers confrères, n'a la moindre hostilité personnelle contre les médecins de ce casino qui est la Faculté. Pour ma part, je désire vivement :

1° Qu'on double leurs appointements, et qu'on gonfle encore à le faire éclater le budget de leurs laboratoires ;

2° Qu'on leur mette à chaque boutonnière une décoration large comme un fond d'assiette ;

3° Qu'on donne le ruban violet au concierge qui monte leurs lettres, et le Mérite agricole au garçon de bains qui soigne leurs oignons ;

4° Qu'ils usent librement de leurs titres près de cette clientèle au front bas qui juge le médecin d'après sa carte de visite ;

5° Qu'ils gardent le privilège de faire passer les examens ; *c'est leur véritable fonction.*

Il est seulement dangereux que leur enseignement n'ait pas de contre-partie. Il est illibéral et jacobin que les étudiants soient forcés de suivre cet enseignement.

Affranchissement de l'étudiant, liberté de l'enseignement supérieur, jury d'État formé par la Faculté, voilà en trois termes tout le programme du *nationalisme médical.*

XIX

Les Anglais vont remettre en honneur le vieux jeu de la passoire. On pourra jeter des petits pois au visage de son voisin sans qu'il en retombe un seul à terre. Déjà, à Leicester, le taux des enfants non vaccinés dépasse trente pour cent. Le pays de Jenner va devenir celui de la *Belle Grêlée*. Si l'on ne s'assure plus contre la grêle, gare à la grêle ! Quand elle tombera, ce sera dru.

*
* *

Il suffit de forcer un âne à boire pour qu'il cesse immédiatement d'avoir soif. C'est la seule tracasserie de l'*obligation* qui a provoqué ce délire antivaccinal chez les insulaires de notre libre colonie normande. Les prêches des antivaccinateurs n'y sont pour rien du tout. En France aussi, nous sommes avantagés d'un joli lot d'antijennériens, savants à la manque ou réclamistes aboyeurs, qui donnent de la voix contre la vaccine comme ils lèvent la patte contre l'hydragyre, rien que pour le plaisir d'entendre sonner leur grelot. Quelques médecins même, des vrais, prenant leur fantaisie pour de l'indépendance, cherchent des arguments contre la vaccination dans la mystérieuse armoire aux toxines; tel cet excellent Dr Boucher (de Saint-Servan) qui attribue sans rire au poison jennérien la grippe, la dégradation de l'espèce et nos nombreuses tuberculoses. Or, la clameur de ces terroristes à la mie de pain n'est pas entendue de la foule, — bien que renforcée, aux deux souffles de l'opinion, par les voix plutôt sonores de Leurs Compétences Yves Guyot et Drumont. Et la vaccine est acceptée par tout le monde, parce qu'elle n'est imposée par personne.

L'initiative des praticiens suffirait d'autant mieux à l'universaliser qu'on solliciterait désormais l'activité des vaccinateurs non plus par des récompenses dites honorifiques, mais par de gais honoraires et de justes primes sur fond bleu, — la plupart d'entre nous se sentant infiniment moins encouragés par une médaille de l'Académie que par la moindre gravure de la Banque de France.

* * *

Mais nos « officiels » ont emboîté le pas aux caporaux de l'Hygiène Impériale Allemande ; ils veulent l'obligation vaccinale, car c'est un moyen d'étendre sur le corps médical la lèpre paralysante du fonctionnarisme ; ils la veulent, et ils l'auront, car c'est une première timbale décrochée à ce mât de cocagne dont le gros lot est un portefeuille de Ministre de la Santé publique.

Le jour où l'un des trois ou quatre grimpeurs qui s'époumonent à cette ascension aura mis la main sur le maroquin, les praticiens qui n'ont pas le goût du rond-de-cuir n'auront plus d'autres ressources que d'aller vendre des médailles de saint Monod sous le porche des chapelles où officient les desservants de la médecine étatiste. Les petits jeunes gens qui ont appris la médecine en essuyant le tableau au cours du patron seront nommés chefs de division, directeurs, sous-directeurs, chefs de bureau, sous-chefs. Les anciens externes du maître deviendront rédacteurs, et ses roupious expéditionnaires. Le diplôme de docteur en médecine suffira d'ailleurs pour les candidats à l'emploi de garçon de bureau.

Les prescriptions étant fixées désormais par des circulaires ministérielles, chaque médecin de village devra porter le képi de fonctionnaire communal, et se mettra aux ordres du maire et de l'instituteur, qui veilleront à l'exécution des formules administratives. Bientôt, par mesure d'économie, et en raison des dépenses de l'Administration Centrale, on remplacera le médecin par le garde champêtre, et, plus tard, par un simple timbre en caoutchouc de 3 fr. 75.

*
* *

Il semble que j'exagère. Que serait-ce si je disais tout ?

Le jour où a péri la liberté d'enseigner, l'indépendance des médecins s'est trouvée en danger. Elle sombre peu à peu sous le poids des dogmes que le jacobinisme officiel nous impose, très cléricalement. La déclaration obligatoire, la désinfection obligatoire, la vaccination obligatoire, le crachoir obligatoire, — demain, l'obligation des traitements systématiques, balnéation des typhiques, mercurialisation des vénériens, — voilà les mesures qui atteignent la liberté du médecin plus encore que celle du public.

Le pis, c'est qu'elles atteignent aussi son porte-monnaie.

XX

Si Bonaparte s'était pendu, ce genre de suicide serait commun chez les militaires. Il est néanmoins agaçant, sous prétexte que Lavoisier a été guillotiné, de voir des chimistes s'arracher les places de la première charrette. L'araignée que ce savant de première grandeur apprivoisait dans son cachot hante visiblement le plafond de ces intellectuels de la cornue, qui ambitionnent de s'élever à la hauteur du Maître par le martyre, — comme ces poètes batignollais qui rivalisent avec Verlaine et Musset, en soulographies.

Avant de réduire en précipité la justice civile et militaire, ces mêmes étuvistes — ou à peu près les mêmes — avaient fait passer à l'alambic la médecine tout entière. Sous les réactifs de ces laboristes de laboratoire — qui, sans avoir jamais vu un malade ni ouvert un code, parlent copieusement médecine et jurisprudence comme de vieilles concierges qui ont les pieds au chaud — la respectable Médecine de nos maîtres français s'est maquillée en une catin cosmopolite, dont la réputation plus que légère est plus que légèrement compromise. La médecine une fois déconsidérée aux yeux des hommes de science, ces professeurs de Droit microbien et de Chimie graphologique se sont attachés à déconsidérer les médecins aux yeux du bon peuple français. La foule, à qui leurs considérants histo-juridiques ont produit l'effet nauséeux d'une forte dose d'ipéca battue dans de l'huile de ricin, a vu figurer de nombreux docteurs sur la liste des superbes, mais antipathiques Intellectuels. La guerre civile étant inévitable, les futurs septembriseurs ne s'y reconnaîtront plus, et taperont dans le tas...

Voilà enfin le remède à l'encombrement de la profession.

*
* *

Il est clair que l'heure n'est plus aux médecins.

Naguère encore il n'y en avait que pour nous. Les hommes et les femmes du monde, du demi-monde, et du monde entier, se gargarisaient de ce substantif, dont la définition leur échappait du reste, « la Science »; et, quand une bonne dame parlait de son fils, jeune et brillant docteur, elle avait conscience de posséder la perruche à la mode. A la cote matrimoniale comme à la cote politicienne, les médecins étaient inscrits sous le numéro 1. Les belles-mamans glissaient des sacs d'écus sous leur traversin ; et les volatiles électoraux, rabattus par la chasse aux curés, venaient tomber aux pieds de ces détenteurs des idées modernes.

A cette époque où la Faculté fut heureuse, un ex-provisoire de Bicêtre jouait avec les ministères comme avec des quilles en bois, tandis qu'un « éléphant » du même hospice hersait le champ de la finance.

Qui eût osé parler de la faillite de la Science ?

Or c'est la faillite des savants, rats de bibliothèques ou lapins de laboratoire, dont l'opinion publique se fait aujourd'hui le syndic. L'influence politique et sociale retourne aux idéalistes et aux soldats. Notre pays rentre dans son histoire.

*
* *

Quant à nous, médecins praticiens, contentons-nous désormais de réclamer des honoraires, notre seul dû légitime, et résignons-nous sans grimace à reprendre notre ancienne position auprès des commis, avec les apothicaires. Vous encore, mes chers confrères de la campagne, si vous êtes aptes à vider quelques verres avec le paysan, vous irez faire les muets dans des Assemblées désormais plus ternes ;

— et, si les congréganistes des Instituts plus ou moins antirabiques persistent à s'agiter au nom des principes du culte de l'Infiniment Petit, vous voterez l'article 7 qui fermera ces couvents laïques.

XXI

Après l'Autre, après le Martyr, après Celui dont on nous fera bientôt adorer le prépuce et dont le nez sert déjà de panache pour le ralliement de toutes les vertus, l'innocent Vacher est la plus douce des victimes judiciaires. Bien qu'une pointe d'obésité me porte à l'indulgence, je blâme considérablement — et cet adverbe, dans l'espèce, ne paraît pas trop considérable — je blâme les médecins légistes qui ont déclaré responsable un libéré de cabanon, n'ayant en guise de plomb dans la tête qu'une balle de revolver dans le rocher.

Certes, il faut regretter qu'au temps où ce carnassier courait dans les campagnes il n'ait pas reçu d'un paysan une charge de double zéro au défaut de l'épaule. Mais, puisqu'on avait capturé cette bête puante, il n'y avait rien d'autre à en faire qu'à l'encager immédiatement à Bicêtre, derrière la plus forte grille de la Sûreté. Seulement...

Seulement, cet aliéné, dont les aliénistes seuls méconnaissent l'aliénation, avait été élevé dans une maison de prêtres. On ne pouvait donc se dispenser d'étaler son sadisme pour en faire rejaillir la responsabilité sur son éducation.

Au lieu d'une tête de loup enragé, s'il avait eu un profil de rat musqué, et qu'au lieu de Vacher il se fût appelé Manassès, rien ne nous empêche de supposer que les magistrats et les médecins légistes, aujourd'hui si fermes dans leurs conclusions, seraient devenus tellement mous qu'il aurait fallu les ramasser avec une petite cuiller. Il est probable alors qu'on nous eût expliqué que l'accusé ne niait pas avoir lu les romans du divin marquis, mais que, son sadisme étant hermétiquement platonique, il ne s'approchait des enfants que pour leur offrir des bonbons, à la vanille pour les petites filles et au citron pour les petits garçons. Ses brusqueries, inexplicables s'il était sain d'esprit, n'étaient que des accès de folie impulsive, justiciables de l'internement ou mieux d'une saison de yachting sur les côtes de Norvège. Aussi bien, son père, le banquier bien connu pour son inépuisable charité, s'offrait, dans sa désolation, à désintéresser les parents des victimes.

*
* *

On peut toucher d'une main rude aux aliénistes sans aucune crainte d'iconoclastie, les plus hautes statues de ces médecins en marge de la médecine n'étant que des figurines en marron sculpté. Le buste de Morel lui-même, qui m'émotionna jadis comme un marbre d'immortalité, me donne aujourd'hui le désabusement d'un périssable simili. Le mieux racé des aliénistes contemporains, celui qui possède au plus haut degré l'art de faire causer les fous, M. Jules Falret, a borné à peu près tout son enseignement à cette phrase modeste : « La médecine mentale attend son Jussieu. » Plongez-vous, mes chers confrères, dans les

Revues où barbotent les plus talentueux — ou les plus officiels — de nos aliénistes ; vous y éprouverez la même sensation de transparence et de clarté que dans une barrique d'encre au soleil levant. Là où vous verrez clair, vous reconnaîtrez immédiatement que le seul progrès réalisé consiste à appeler gomme élastique ce qui, il y a cinquante ans, se nommait caoutchouc.

* * *

Quelques formes cliniques élémentaires, voilà tout le bagage des aliénistes, qui n'ont, en excédent, que la connaissance du pronostic. Une seule maladie avait été individualisée, la paralysie générale. Sa cause, que nous ignorons, du reste, totalement, n'était pas moins jugée spécifique, puisque ses lésions apparaissent spécifiques à l'anatomiste, et son évolution spécifique au clinicien. Or la paralysie générale n'existe même plus aujourd'hui, puisque les uns la mêlent avec le tabes, les autres avec la syphilis, la plupart faisant de ces trois maladies une tignasse où le diable lui-même ne retrouverait pas son cheveu.

Il y a quinze ans, j'emportais de mon internat de Bicêtre une seule connaissance acquise en médecine mentale : celle qu'on n'y connaissait rien du tout. Depuis, j'ai changé d'avis en toutes choses, excepté en celle-là.

XXII

Les camelots qui crient sur le boulevard *l'Arrestation du Génie de la Bastille*, *l'Explosion d'un fromage de Gruyère*, se rendent évidemment coupables du délit de fausses nouvelles ; et, de fait, on voit fréquemment la main des alguazils s'abattre sur leur maigre encolure. Je me demande dans quel panier à salade on va mener à la Préfectance les savants à rouflaquettes et les journalistes à trois ponts qu'on entendait hurler naguère, à la façon des « résultats complets des courses », les résultats complets des sérums de la rue Dutot.

Eh bien, ils sont jolis, les résultats! Déjà, après avoir démarqué le sérum de Behring et organisé le silence autour du fiasco de la rage, la maison avait lancé un jus antistreptococcique qui n'était d'ailleurs anti rien du tout, mais qui a empoisonné avec quelques malades la carrière des praticiens qui l'ont employé. Je me défiais fortement du sérum antipesteux; mais je ne connaissais à son sujet que les opinions des gens que je ne connais pas; et de ces opinions-là je ne veux pas connaître.

Or voici Chevreau (de Tamatave) qui l'a appliqué, ce sérum de Yersin, qui le juge, et qui l'exécute; et j'ai en ce médecin la plus grande confiance, parce que je l'ai élevé moi-même dès le biberon, et que je le sais nourri non de cette eau panée qui est l'enseignement officiel, mais du lait naturel de l'observation.

C'est, du reste, Chevreau qui a signalé le premier la peste à Madagascar. Ce brave garçon l'a combattue dans les cases des indigènes tandis que la mort frappait dans sa famille. Aussi son nom ne sera pas prononcé au moment des récompenses, — cependant que le moindre tubiste de l'Ingénu-Pasteur porte un panier de tomates à sa boutonnière, et que les enfants des garçons de laboratoire y viennent au monde avec une rosette sur le nombril.

*
* *

L'œuvre de l'Ambigu-Pasteur tient exactement, dans cette thérapeutique nouveau jeu qui est la sérothérapie, la place du soulier dans la soupe de l'Auvergnat.

« Votre travail, disait Malgaigne à un candidat, contient du bon et du nouveau. Seulement, ce qui est bon n'est pas nouveau, et ce qui est nouveau n'est pas bon. » Ce qu'il y a de bon dans les sérums nous vient des Prussiens et autres Japonais. Et s'il y a quelques bonnes marchandises dans les rayons du Petit-Saint-Pasteur, elles portent la marque de fabrique : *made in Germany*. Quant aux « créations de la maison », ce n'est que de la camelote ; et les praticiens qui, sur la foi des prospectus, croyaient y acheter des pièces de cent sous pour trois francs, sont floués dans les grandes largeurs, et n'en ont pas pour leur pauvre argent.

Ordinaire conséquence des monopoles.

*
* *

Quand un ouvrier de la plume et de la pensée dressera ce qu'à la mode du bon langage on eût appelé un *Théâtre de la Médecine contemporaine*, il fera saillir au fronton de son œuvre le relief de cet étonnant Institut Pasteur, en lui donnant le cachet tape-à-l'œil de ces grands bazars impersonnels, dont la réclame a tué les travailleurs solitaires qui produisaient originalement. Jamais plus bruyants tams-tams, gongs et cuivres de bastringues n'ont attiré badauds et gobe-mouches vers un établissement qui, jusqu'ici, n'a payé les intérêts de son capital juif qu'en donnant aux cosmopolites l'estampille de la Science française.

Jamais on n'a vu plus effrontée mainmise sur une part du savoir humain. Et l'on contemple la fureur du bataillon sacré chaque fois qu'un extravagant porte la main sur les armes privilégiées : la pipette et le ballon.

« Ferran, mais il a la berlue ! Qu'est-ce que ce lancier dans les dragons ? »

* * *

Grâce à la solidarité des grands laboratoires, le battage a été entretenu avec tant d'habileté que le public s'est emballé et que nos gouvernants ont pris le mors aux dents.

Trompés pour la rage, pour les fièvres de pus, pour la peste, ils n'en accorderont qu'un supplément de crédits, —

comme ces maris qui ne trouvent jamais tant d'attraits à leurs femmes qu'au moment où ils s'aperçoivent qu'ils ne peuvent plus passer sous la porte Saint-Denis.

Le plus cancre des avocaillons de la Chambre, l'architecte le plus obtus du Conseil municipal a son opinion faite sur les laboratoires : « Rien n'est trop cher pour la Science. » Un député, un seul, offrit qu'on diminuât les allocations, et émit cet avis que les grands laboratoires ne produisaient rien qui vaille : il fut hué par les avocats et par les architectes.

Ce législateur incompétent était l'auteur du *Traité de Galénique,* l'honnête et illustre Bourgoin, Professeur à l'Ecole de Pharmacie, Membre de l'Académie...

Pardonnons à sa mémoire qu'il ait dit la vérité.

XXIII

Le Dr Chevreau (de Tamatave) — qui n'est pas décoré — m'écrivait encore à la date du 2 novembre :

« Nous avons de nouveau quelques cas de peste à Tamatave, exactement 23 du 23 juillet au 2 novembre soir, se décomposant comme suit :

« EUROPÉENS :

« 2 cas, 2 décès.

« CHINOIS :

« 6 cas, 3 décès, 3 en traitement.

« CRÉOLES :

« 9 cas, 5 décès, 2 en traitement, 2 guérisons.

« INDIGÈNES :

« 6 cas, 5 décès, 1 guérison.

« 23 cas, 15 décès, 5 en traitement, 3 guérisons. »

Et cet excellent médecin, après m'avoir dit d'incroyables choses de l'Organisation Sanitaire Officielle, conclut avec mélancolie : « Le sérum antipesteux continue à donner des résultats peu appréciables. »

Oh! cher ami, pouvez-vous dire!

*
* *

Il y a des auteurs qu'on ne cite pas. Au temps où nous conférencions, on faisait remarquer aux candidats qu'il était chic de citer Lasègue, inélégant de citer Bouchut. Depuis, l'âge nous a élevés sur la colline, et nous voyons dans le lointain cimetière le même relief aux deux tombeaux, derrière les colonnes de gloire, proche la fosse aux inconnus.

Au jour où nous sommes, les chapelles sont encore mieux closes. Les ouailles sont numérotées ; la liste des fidèles, grands ou petits, est tenue à jour. Quiconque ne s'agenouille pas derrière les piliers du temple n'a pas le droit de parler ni d'écrire. La conspiration du silence étouffe sa voix. Et, si un conjuré se hasarde à prononcer le nom du philistin, au moins prend-il bien soin de faire une bouche en cul de poule. Car il faudrait avoir perdu toute notion du « smart » pour citer simplement du Lagelouze.

Eh bien, moi qui ne suis pas smart, j'ai

lu son article de la *Revue médicale* sur le sérum antipesteux.

Et je dis d'une voix claire que cette critique était nécessaire, et qu'elle est aussi inattaquable dans ses arguments que modérée dans son expression.

* * *

Cet article m'a, du reste, vexé. Tout le monde a souffert de cette petite cruauté : vous avez la langue levée, pan, le voisin a dit le mot avant vous. Je ne mourrai pas d'un article rentré. L'essentiel était que « l'article à faire » fût fait, et bien fait.

Pour les curieux qui lisent tout, le sérum antipesteux est à l'eau.

Mais le dithyrambe officiel a été affiché sur toutes les colonnes de tous les journaux de France et d'Algérie, et jusque dans les urinoirs du Soudan. La réclame emporte tout, quand les réclamistes ont de l'estomac. Quel malavisé, aux causeries de l'apéritif, osera mettre en doute les vertus du sérum contre la peste ?

Si j'ai de mes amis qui font de la publicité, je leur recommande l'agence de la rue Dutot.

XXIV

De la trappe où s'est englouti Althotas-Gruby, les Balsamos vont sortir par douzaines.

Cet alchimiste de la clientèle est descendu aux enfers dans un décor qui évoque les figurations de Raymond Lulle et de Nicolas Flamel. Il perfectionna le grand œuvre, car, de la sébile qui lui tenait lieu de creuset, l'or tombait tout monnayé en son insondable profonde ; et jamais un seul de ses innombrables croyants ne douta un instant qu'il ne connût l'élixir de pérennité. De son laboratoire — dont les clients étaient les seuls fourneaux — je vis une fois sortir un malade, qui était le mien, qui était celui de tout le monde, un névropathe par conséquent. Silencieux et stupide devant le minuscule carré de papier bleu, il fixait la cabalistique ordonnance, pétrifié, les yeux arrondis, telle une génisse qui voit passer un train.

Le pharmacien, mal initié aux signes de l'Hermétique, ne parvenait pas à déchiffrer le grimoire. Mais, comme dans cet acte du Palais-Royal où la prescription n'était indiquée que par des points, il donnait tout de même une petite bouteille. Et, médicamenté d'une fiction, sa douleur subjuguée par un incantatif, le malade satisfaisait sa nervosité par l'enthousiasme, plus heureux du maigre lapin qui lui était posé que s'il avait reçu un fort colis de véritable et succulent gibier.

*
* *

Ce très vieux, et d'ailleurs honorable confrère, était un mur derrière lequel il se passait quelque chose. L'attrait du mystérieux est tel que son nom vivra dans la légende. Mais, ici, l'anecdote est indifférente. Peu nous chaut qu'il se fît traîner en ville dans une grande cafetière, dont une vitre remplaçait le couvercle ; et nous laissons au reportage le soin de pénétrer si Gruby était le « généreux anonyme » et le « bienfaiteur caché », ou si, au contraire, il aurait écorché un pou pour en avoir la peau, et l'aurait fait tanner.

Notre enquête ne s'est avisée que du fameux régime qu'il imposait à ses malades. Or — à moins qu'un manque d'instruction ne m'empêche d'y voir clair — il est manifeste que sa diététique ne s'inspirait pas plus d'une théorie scientifique que de l'expérience. Nourrir les dyspeptiques et les nerveux de pommes crues, de pain d'épice, de fromage blanc et d'os de pigeon pilés, c'est, au choix, un paradoxe ou un non-sens ; — et leur conseiller comme boisson ordinaire du vin de Malaga blanc (de chez Bodega) additionné de gelée d'orange, ce n'est plus de la fantasmagorie, mais c'est au moins de la fantaisie.

Des guérisons de féerie s'opéraient à la baguette par la toute-puissance de la suggestion. Et tout un monde de clients, recrutés, du reste, parmi les clients du monde, venait le consulter en dansant, parce que, dans l'esprit de ces soiristes et de ces théâtreuses, le vieux magicien hongrois était le diable en personne.

C'est précisément ce ballet des visiteurs, resté désormais sans chef d'orchestre, qui me fait augurer la métamorphose de ce Bertram de la médecine en de nombreux sous-Méphistos.

*
* *

J'en connais déjà, j'en vois, de ces malfaisants farfadets. Si j'éclairais leurs visages, leurs costumes et leurs gestes, ce serait un flamboiement de rampe dans un petit théâtre : des noms d'opéra-bouffe, des masques barbanchus et des maquillages, des ors de lunettes et des reflets de Lère-Catelain. Le manteau de velours à paillettes d'or est remplacé par la redingote grand cri, et, si Gérard Dow repeignait son *Charlatan,* il lui mettrait une brochette de décorations. Tabarin a pour tréteau un appartement de douze mille francs, Gautier Garguille offre des bals, c'est au *Figaro* qu'on lit le boniment, et le baron de Grattelard a épousé la forte dot.

*
* *

Au temps de la grippe, je vis venir à moi un enrhumé : « Mon bon ami, lui dis-je, vous avez la chifferne ; mettez des chaussons et prenez du vin chaud. » Trois jours après, il m'appela à son chevet en même temps qu'un médecin exotique, qui, pour la circonstance, avait mis des bouchons de carafe à sa chemise. L'Asiatique prit le pouls de mon client et s'abîma dans une méditation (je suis convaincu, du reste, qu'à ce moment son cerveau était lisse comme un pot de saindoux). J'émis l'avis que c'était la grippe, et j'hésitai entre la quinine et l'opium. Il préféra les piqûres de sérum et l'examen du sang. Il reçut cent francs et m'en offrit cinquante. Il n'y a que le bon Dieu et moi qui savons si j'ai accepté.

Le père Gruby, encore que je le soupçonne de roublardise professionnelle, valait mieux que ces puffistes, qui ne peuvent employer à s'instruire le temps qu'ils dépensent en battage. Il avait observé; et l'honnêteté de Sabouraud nous a rappelé qu'il aurait pu daigner ce qu'on appelle, en argot de l'école, des « revendications de priorité ».

Mais toutes les mèches sont éventées, les trucs démantibulés; les ficelles s'effilochent, les polichinelles s'estropient, les pitres manquent de voix, la grosse caisse de la parade est crevée. Le client de demain ne se pipera pas davantage par les larbins en culotte courte que par les crocodiles empaillés. Et, dût-on leur tenir la tête sous l'eau, les réclamistes officiels se noieront aussi dans l'eau de cuvette de Bianchon.

« La Simplicité unie au Savoir protège l'Infortune... » Comme allégorie, ce serait vieillot. Mais n'est-il pas temps que nous devenions réactionnaires ?

XXV

La Salpêtrière, qui attendait le Dante, a reçu la visite des Parleurs.

Au seuil de la triste maison, parmi les arbres défeuillés, la Souffrance expiatrice se tord dans le métal, tandis qu'une Pitié tend le bras vers la foule athénienne... Illusion. Ces statues sont celles de deux vieux messieurs en redingote, ou en jupon professoral. Athènes ne s'embellit plus que de laideurs, et c'est la salive des inaugurations officielles qui coule à ses fontaines, où les Grâces, les Héros et les Dieux sont remplacés par les cires du Musée Grévin. Après Charcot, le Falguière de la Diane aux yeux baissés, à la nudité chaste, habillera dans le marbre les respectables appas de Mme Lachapelle, maîtresse sage-femme, avec un forceps en bandoulière.

Quel est encore, en plein quartier de la médecine, cet archange qui terrasse un dragon ? Dernier vestige de l'obscurantisme. Attendons qu'on remplace saint Michel par Péan, et sa lance par le dichotome.

*
* *

Au lieu d'apporter à Charcot son « tribut d'admiration », le ministre aurait mieux fait d'apporter un peigne pour démêler ses paroles. Je suis avide de comprendre par quelle habileté « Charcot a débrouillé le fil mystérieux qui relie les phénomènes d'une mentalité défaillante à des causes purement physiques ». C'est là, en effet, un modèle de ces phrases incompréhensibles, mais qui font bâiller d'aise, et qui servaient aux jeux de salon chez nos grand'mères, quand Fontenelle disait à ces femmes souriantes : « Si l'innocence est un mystère, c'est le secret de la pudeur. »

Les harangues médicales furent ce qu'elles pouvaient être. Le doyen, qui en a inauguré bien d'autres, prononça quelques paroles lasses de fonctionnaire. Cornil, dont la bonhomie aime à pincer sans rire, fit l'éloge de l'anatomiste en vantant le clinicien; ce qui parut aussi féroce que la rosserie du petit flûtiste dont j'ai noté cet air innocent : « Charcot s'avança d'un pas ferme dans la voie où l'avaient précédé les étrangers. »

Quant au professeur Raymond, sa juste fonction était de magnifier le Maître en verbes superbifiques. Il a versé l'éloge à plein pochon, et, comme on dit dans ma province, il n'y est pas allé du dos de la cuiller : « Le plus grand médecin du siècle... » — C'est à vous dégoûter d'inventer l'auscultation.

De telles tartarinades se justifient par la reconnaissance. Même il serait injuste de voir un libertinage d'esprit où il n'y a qu'un mirage, la sincérité de cet aperçu trouvant sa preuve en un ordinaire phénomène d'optique. Quand on a le nez sur une borne, on finit par la prendre pour l'obélisque.

« Mourir, monter en grade. » Jamais le mot de Berryer ne trouva une plus ironique application.

*
* *

« Je suis laid comme un pou, s'écriait un mémorable collègue ; je suis laid comme un pou, mais je suis très intelligent. » Et, de fait, notre confrère Navarre nous a prouvé en cette conjoncture qu'on peut être à la fois sectaire et très intelligent. Lisez son adroit discours ; goûtez l'assaisonnement dont l'a pimenté « l'Écrevisse Médicale » ; vous saisirez immédiatement ce que signifie cette apothéose d'un remarquable clinicien, qu'un parti a confisqué en le hissant au piédestal des philosophes.

La Sclérose latérale amyotrophique, *les Arthropathies du tabes*, tout le reste même de l'héritage, non plus originaux bibelots d'étagère, mais meubles ménagers de laborieuse facture, utiles adaptations de tableaux anciens et modernes, *les Maladies des vieillards, du Foie et des Reins, du Système nerveux*, — menu pied que tout cela! C'est le préfacier de *Jeanne des Anges*, c'est l'écrivain de *la Foi qui guérit*, c'est l'apôtre laïque vers qui monte l'encens officiel. Il a chassé le miracle, gloire à Charcot le Magne ! Le surnaturel a touché des épaules, un petit bravo pour l'amateur !

*
* *

Le malheur, c'est que cette légende d'un Charcot philosophe ne peut être chantée que par les troubadours d'estaminet, qui ne connaissent l'homme et son œuvre que par les conversations de l'apéritif. Car — à moins qu'un philosophe ne soit plus le missionnaire qui recherche les causes — jamais médecin ne parut moins apte que Charcot à figurer dans cette galerie qui va d'Anaximène à Jules Soury, en passant par quelques autres, dont un nommé Claude Bernard.

Cet analyste, en effet, a bien démonté boulon par boulon la vieille mécanique nerveuse ; mais il en a numéroté les fragments sans coller à aucun d'eux la moindre étiquette étiologique. Son *Hystérie* n'est que la théâtrale démonstration d'un syndrôme dont il n'enquêta point le départ. Et seuls les complaisants de la pensée, ceux qui acceptent pour payer le tourment des âmes la grossière monnaie des mots, ont satisfait leur curiosité par l'équation puérile : l'hypnotisme, c'est l'automatisme du cerveau.

*
* *

Les Romains désabusés fouettaient les statues de leurs dieux.

Le médecin se fût peut-être éternisé sur son socle. Le bronze du philosophe finira dans un grenier.

XXVI

Au temps des Latour et des Guérin, les médecins écrivaient avec de la bonne encre. Depuis, les chatouilleurs de la presse officielle n'ont plus trempé leurs plumes de paon que dans l'eau de guimauve.

Notre confrère Lagelouze a inauguré, pour son usage, une façon nouvelle : il écrit ses articles au thermo-cautère. Jusqu'à présent, ceux qu'il prétendait marquer au fer rouge cocaïnaient leur épiderme d'indifférence. Le public hésitait sur l'intention et n'appréciait pas le procédé.

Or voici que ce journaliste discuté est condamné à la requête « d'une de ces grandes compagnies aquatiques qui, tout en vivant de nos prescriptions, prétendent encore limiter notre liberté d'appréciation ». Immédiatement il devient tellement sympathique que, si, à l'instar du Prince des Poètes, les médecins scrutinaient demain pour choisir un *leader*, le ring maintiendrait Variot en tête de la cote, mais accorderait à Lagelouze une chance d'outsider.

Peut-être même passerait-il le poteau les mains basses, s'il n'avait cherché noise à un brave homme de savant — simple brave homme et triple savant — qu'une maladresse de parole a abîmé d'injuste impopularité.

*
* *

C'est Perrin, je crois, qui demandait jadis que le mariage fût déclaré ville libre, qu'on pût entrer et sortir sans s'occuper des enceintes et des fortifications. La Cité médicale est en état de siège, et, sur ses trottoirs, les sergents de ville nous crient : circulez ! Les assiégés demandent, mais en vain, que leur pain sec soit au moins le pain de l'indépendance. Empêtrés de dogmes, ficelés de préjugés, infériorisés d'illégale hiérarchie, fonctionnarisés par mesure de simple police, tenus au doigt et à l'œil par les gardes-chiourmes du parquet, ces bagnards cherchent à s'évader par la souricière des syndicats. Les syndicats, sans mettre un atome de beurre sur leur pain sec, les emprisonneront plus étroitement en une caste détestée. Syndiqué veut dire abdiqué. C'est pour les médecins que Jean-Jacques écrivait : « Renoncer à sa liberté, c'est renoncer à ses devoirs. »

Je demande que notre nourrice, la Pratique, arbore le bonnet phrygien.

*
* *

Pour l'Exposition de 1900, on nous menace d'un clou, un clou dans notre chair : le Congrès professionnel international.

Un congrès se terminant invariablement par un pique-nique et par un vote, je déclare ne pas connaître le menu du banquet (12 fr. 50, café compris). Mais voici, infailliblement, l'esprit, sinon le texte, de la résolution qui sera adoptée :

« Le diplôme de Docteur en médecine ne suffit plus pour exercer la médecine.

« Désormais, les marchands de soins, comme les marchandes de sourires, recevront une carte ou brême qui leur sera délivrée par le secrétaire du Syndicat régional, et renouvelée à chaque trimestre après inspection de leurs livres et enquête minutieuse auprès des pharmaciens. »

Ce n'est pas la peine d'avoir fait quatre Expositions universelles pour aboutir à ce résultat.

XXVII

Parmi les oiseaux crochus qui se sont abattus sur le champ de la médecine, pour en manger la semence, celui-là a un croassement particulièrement désagréable. Je n'aurais pas accordé à son *Hygiène des Albuminuriques* la réclame d'un coup d'épingle, si je n'avais été agacé d'en lire ailleurs la menteuse louange. A dire franc, c'est une platitude, dite de vulgarisation parce que faite de vulgarités, menu hors-d'œuvre de courtisanerie et d'incompétence, sans le grain de sel de l'original. Le style en est limpide comme un restant de cuvette, à s'imaginer que l'auteur s'est débarbouillé avec ses phrases. Aussi bien, on ne peut attendre le parler français d'écrivains qui n'ont pas le sang des gens du terroir, ni leur visage, ni leur nom — j'allais dire leur nez.

*
* *

Me voilà confus de m'être mis en colère devant le monde. Mais il y a de quoi enrager un saint de bois d'entendre nos journaux professionnels chanter le *Gloria* à des pasquinades.

Le médecin praticien peut se comparer sans difficulté à une fleur naïve, dont la candeur est celle du lis dans la vallée :

« Tiens, se dit-il en lisant son journal, il paraît que Chicoiseau a écrit un livre remarquable. Dernier mot de la Science... fera époque... Diable! il ne se mouche pas le nez avec une brique. Je vais écrire à Coccoz de m'envoyer ça. » Et il fait l'emplette d'un *aide-mémoire*, sans saveur, sans piment et sans moelle, qui lui fait sur le tube digestif l'effet d'un lavement avec un petit pain. Il ignore, en effet, que l'éloge ne vient pas du journal, mais des éditeurs, qui, à chaque publication, vont déposer leurs petits papiers le long des feuilles publiques. Au moindre canard, ils envoient l'article encenseur, tout fait, tout chaud, comme un vol-au-vent. On insère par bonté d'âme.

Fini, la bonté d'âme.

*
* *

Nourrissons-nous, mes chers confrères, de viandes fraîches et saines, non de ces bidoches remâchées et piquées de lard allemand, qui s'empilent en *Bibliothèques* et en *Encyclopédies*, comme les conserves aux armoires des épiciers. Si vous avez souscrit à l'une de ces collections, faites-la relier en veau, et jurez de ne plus toucher au cuir de cet animal. Il n'y a rien là-dedans, m'entendez-vous, rien, car il n'y a ni souffle, ni conviction, ni doctrine. Aucun fil conducteur ne guide parmi les matériaux épars ; et ce n'est pas dans un chantier de démolitions qu'on trouve l'escalier de la maison.

A moins que vous n'ayez le caprice

d'explorer le célèbre « domaine de l'hypothèse »... Car les romanciers du genre font un tel abus de *si* qu'on est tenté à chaque instant de leur demander si leur tante n'a pas servi dans la garde nationale.

*
* *

Jamais autant qu'aux jours présents les compilations médicales n'ont été faites de cire impure. Et les frelons bourdonnants, qui font du bruit et non du miel, ont chassé les abeilles, filles de la lumière, qui, au dire du poète, cueillaient les sucs divins sur la bouche des roses et sur les lèvres de Platon.

XXVIII

« Je viens donc de dire une bêtise? » demandait un orateur parce qu'on l'applaudissait. Comme toute une claque battait des mains aux réflexions de Fernet sur le dernier concours d'Internat, je jugeais témérairement son article. Or je l'ai lu, et j'y vais aussi de mes battoirs. Oh ! le sensé président, mes amis, le juge à la bonne franquette, qui n'offre pas de règlement neuf, mais qui prie seulement les élèves d'apprendre l'élémentaire au lieu de barboter dans la transcendance ! C'est donc toujours la même chose, on enfile des mouches, et c'est finalement la « grosse question » qui roule le « vieux candidat ».

C'est le plus Parisien des artistes, c'est Réval, le bon pitre et le doux poivrot, qui fabriquait jadis des pièges en poil de rat pour attraper le phylloxera. Les candidats, eux, ne songent qu'à attraper la petite bête dans des pièges en poils de cobaye. La faute en est aux chefs de conférence, qui ne sont (j'en étais) que des phonographes chargés de mots jusqu'à la gueule, et dont le seul emploi est de montrer aux élèves comment on fait cascader des phrases torrentielles sur une pointe d'aiguille, sans se donner un tour de reins dans la langue.

*
* *

On nomme de plus en plus d'internes, à cause des nouveaux hôpitaux, à cause aussi de la vanité batracienne de quelques chefs de service qui s'enflent par leur entourage ; — car peu d'hommes ont assez de surface pour paraître escortés quand même ils marchent seuls.

Réjouissons-nous que les moyens de s'instruire — les moyens, certes, les plus puissants — soient fournis à plus de jeunes gens. Quant au titre d'interne, à être prodigué il ne perd rien de sa valeur, pour la raison qu'il n'en possède aucune.

Si quelques internes, en effet, s'imaginent que, dans la pratique, leur titre sert à quelque chose, ils se mettent le doigt dans l'œil jusqu'à cette olécrane qu'ils savent si bien n'être qu'une apophyse de cubitus. Un vent d'égalité disperse les parchemins, et le champ de pavots des Tarquins n'est plus seulement de l'histoire ancienne. L'étalage des titres, quels soient-ils, n'importe pas au client et indispose le confrère.

PREMIÈRE HISTOIRE. — « Mon Dieu, docteur, me disait-elle d'un agrégé tout neuf, je crois que mon petit médecin est très capable. Il vient même encore d'être reçu à un examen. J'ai préféré tout de même prendre l'avis d'un médecin sérieux. »

Définition : Un médecin sérieux est un médecin qui passe pour gagner de l'argent, comme, dans le langage des reines, un monsieur sérieux est un monsieur qui passe pour en donner.

Axiome : Rien ne démonétise en clientèle comme de « passer des examens ».

Morale : On peut être à la fois purée et médecin des hôpitaux, ancien interne et vulgaire claque-patins.

SECONDE HISTOIRE. — « Vous êtes bien honnête, saluai-je, de m'appeler en consultation. Mais dites-moi donc, mon cher confrère, ce qui me vaut cet honneur? »

— « Mon cher, répondit-il, je vous ai fait venir *parce que vous n'êtes pas de la Faculté.* »

Memento : On commence à avoir assez des chers maîtres qui gardent des airs protecteurs et qui étouffent les gros honoraires.

Devant le client, tous les docteurs en médecine sont égaux — et ont des droits égaux.

XXIX

La dureté des temps oblige la moitié des médecins à ramasser les bouts de cigarette. La seule « actualité » médicale, la question du jour qui, pour beaucoup, est en même temps la question du lendemain, c'est la question des honoraires. Or voici des conciliabules de MM. les pharmaciens, et c'est également la question financière qu'ils agitent, avant de s'en servir. Il paraîtrait qu'au lieu du fastueux demi-londrès, M. Homais ne peut plus s'offrir que des cigares d'un sou séchés avec de l'anis. De sorte que, médecins et pharmaciens, c'est comme qui dirait maintenant purée et compagnie.

Quand il n'y a plus de foin au râtelier, les chevaux se battent. Nous accusons les pharmaciens de donner des consultations, ils nous accusent de prescrire des spécialités. Simple empoignade de décavés. Ce serait à mourir de rire en dansant devant le buffet, si, auparavant, on n'était pas exposé à mourir de faim. Pendant ce temps-là notre Syndicat (dont tout le monde dit : oh ! quel Syndicat !) menace quelques officines de l'interdit....

Messieurs les pharmaciens, vous avez eu l'esprit de ne point former de Syndicat. Quand on mettra un impôt sur les nigauds, vous paierez moins cher que les médecins.

*
* *

L'alliance du médecin et du pharmacien a représenté jusqu'à présent l'alliance de l'homme et du cheval. Seulement, ni l'un ni l'autre ne voulait faire le cheval. Aussi, à force d'essayer de se monter dessus, les voilà tous les deux le derrière par terre.

A moins qu'ils ne désirent conserver cette inélégante posture, le temps est venu qu'ils changent de dada et qu'ils enfourchent fraternellement ce tandem qu'on nomme le client. Encore faudra-t-il qu'ils pédalent ferme pour échapper à la Détresse, qui leur souffle à la nuque, et rattraper au lointain l'amie qui est en train de les lâcher… « Ohé ! La Liberté ! »

Si l'antique rivalité ne s'apaise point

des potards et des carabins, qui s'exaspéra aux salles de garde en batailles rangées, c'est sous l'habit râpé des fonctionnaires et dans la crasse des bureaux que se perpétuera la querelle. J'agite une branche d'olivier. Désarmons, pour le tsar.

*
* *

« L'entente avec les pharmaciens » peut être autre chose que la formule de profits latéraux.

Et même, à propos de ces maigres dichotomies, humbles carottes où grignotent les petits, je tiens à dégonfler ici la baudruche des gros puritains, qui s'enflent d'indignation contre ces illégitimes rabiots. Puritains comme chaussons, ils font les gros yeux avec des pudeurs, des mines et des fi-donc. Mais, quand il pleut à grands pots-de-vin, c'est eux qu'on voit sous la gouttière.

Sans les archevêques et leur clique qui se tiennent au chaud dans les chapelles, tandis que les mal vêtus grelottent sur le parvis de la profession, l'entente se ferait vite sur ces deux termes : *liberté, droit commun.*

Et, comme une levée confuse de pilons et de stéthoscopes ne servirait en rien leurs intérêts liés, médecins et pharmaciens limiteraient d'abord leur campagne sur cette solide plate-forme : abolition de nos privilèges militaires.

Nous ne nous dégagerons, en effet, de l'encombrement professionnel que si un stage de trois années de caserne doit précéder la carrière du médecin et du pharmacien, comme celle du poète ou du marchand d'automobiles.

J'ajoute immédiatement que jamais la Faculté ne cessera de résister à une campagne dont le succès la priverait d'un bon tiers de ses élèves. En revanche, cette excellente mère conseillera à ses enfants qui souffrent les médicaments que voici :

1° Les Syndicats, qui, lorsque vous n'avez besoin de rien, sont à même de vous le donner tout de suite ;

2° L'*Ordre des Médecins* et l'*Ordre des Pharmaciens*, qui offriront des règlements à des gens qui ne demandent que des souliers.

XXX

Jacques Jacob, peintre français, était né en Italie à l'âge de sept ans. Tous les jours, il naît à l'Étranger des méthodes qu'on figurerait chez nous avec des cheveux blancs. Les réinventeurs qui nous présentent ces vieux bébés ont soin de les baptiser à neuf ; et nous avons généralement la politesse de ne pas nous apercevoir que ces enfants sont de nous.

Le dernier cri, le chic, ce qui se fait, c'est de traiter les typhoïdiques par le bas. Cette méthode, qui ne manque pas de fondement, entre dans la thérapeutique par un seuil modeste, mais sous un nom pénétrant : c'est l'*entéroclysothérapie*. Jamais jusqu'à ce jour on n'avait donné de lavements aux fiévreux. Du moins, en leur mettant le corps en joie, on négligeait l'essentiel, qui est de leur essuyer le périnée avec du coton hydrophile mouillé d'eau boriquée.

*
* *

Je ne me moque de rien ni de personne, et j'affirme avec gravité que, s'il plaît à la Faculté d'estampiller ce traitement, toutes les fièvres typhoïdes évolueront désormais entre une canule et un bassin plat; ce qui, évidemment, ne pourra que leur porter bonheur. La *Cérémonie* du classique sera déclarée rituelle; et, dans la liturgie officielle, les purifications de Brand seront remplacées par l'élévation clystérienne. Aussi bien, malgré le moindre volume du liquide dépensé, l'économie ne sera pas sensible, la même eau ne pouvant plus servir pour plusieurs malades.

Laver l'intestin à l'envers est d'une honnête pratique, quand le médecin traitant en « saisit l'indication » ; l'horrible serait d'en user par système. Il n'en va pas autrement des bains froids ; bien souvent ils s'imposent, ils sauvent bien des malades ; c'est l'humiliation de notre métier qu'ils nous soient indiqués par ordre.

*
* *

La liberté professionnelle est mise en péril chaque fois qu'un système thérapeutique est officiellement enseigné. Les sanctions pénales approchent pour les médecins qui ne soigneront pas toutes les fièvres typhoïdes par la méthode de Brand, toutes les diphtéries par la méthode de Roux.

L'art du praticien se réduira de plus en plus au diagnostic, dont il devra faire part à l'autorité; le chien du commissaire viendra appliquer le système.

Voici encore le traitement de la syphilis. L'éminent professeur de dermatologie en parle deux fois par an, à son cours d'hiver et à son cours d'été. Il est vrai que, chaque fois, il en parle pendant six mois. Eh bien, son enseignement tout entier se résume aux trois propositions suivantes :

1° Si un syphilitique a des accidents, donnez-lui du mercure jusqu'à la gauche ;

2° Si le malade n'a pas d'accidents, donnez-lui encore du mercure jusqu'à la gauche ;

3° S'il n'a pas la syphilis, donnez toujours du mercure jusqu'à la gauche.

Ce qui rappelle invinciblement le chef de gare qui criait d'une voix de ténor :

« Les voyageurs avec bagages sortent par la porte de droite ; et les voyageurs sans bagages sortent également par la porte de droite. »

Si vous vivez dans cette hérésie que la syphilis, comme toute maladie aiguë ou chronique, présente des indications, et que vous en êtes le seul juge ; si vous pensez qu'un règlement médico-administratif ne vous guidera jamais aussi bien que l'observation du malade et votre jugeotte, vous êtes un suspect, et la loi vous saisira bientôt. Les contraventions seront d'ailleurs extrêmement fréquentes ; car il suffit maintenant, pour qu'un nerveux ou un tordu soit convaincu de syphilis, que sa tante ait fait une fausse couche, ou que son grand-papa ait contemplé la façade des Folies-Bergère.

XXXI

De fortes études sur le ver solitaire avaient préparé l'honnête Laboulbène à la chaire d'Histoire de la Médecine. Le jour où la moelle épinière fut tronçonnée en ingénieux cucurbitains, l'homme a été promu tænia ; et le plus spirituel des métaméristes s'est trouvé qualifié pour succéder à l'irremplaçable.

La leçon d'ouverture du professeur Brissaud est un joli bouquet des plus jolies fleurs. La fleur d'oranger de ses noces professorales, les roses vives de son talent, les violettes d'une rare discrétion font couronne aux immortelles qu'il pose au front des vieux maîtres. Ils l'ont « conseillé, guidé, encouragé, appuyé, soutenu, protégé ». Oyez, jeunes gens ; faites votre profit des conseils de ce modeste ; choisissez les chefs qui attachent leurs internes avec des saucisses, ou s'attachent leurs chefs de clinique avec des petits nœuds de faveurs.

Goûtez aussi la manière de ce professeur neuf, le peu qu'il consent à dire et ce qu'il veut bien taire en parlant, et surtout — mais qui doutait de sa mesure ? — cette réserve inquiète dans le contentement.

Quand leur boulimie de titres fut repue, d'autres, moins délicats, ont léché leur cuiller en public.

*
* *

Les confrères qui partageront mon regret de n'avoir pu entendre toutes ces gentillesses n'ont qu'à lire la leçon de Brissaud dans *la Presse Médicale*.

Malheureusement, ce journal touffu (ne dites pas trop vite ce touffu journal) est un roncier tellement creusé de fontis que les plus aventureux n'y pénètrent qu'avec des jambières et une ceinture de liège, en tremblant de ne pouvoir se retenir au bord d'un article sans fond. Un professeur y fréquente dont la phrase est si ondoyante qu'elle donne le mal de mer, et que le lecteur, à chaque remous d'incidentes, s'écrie involontairement : « Ciel! moi qui ne sais pas nager! »

Chercher le pré fleuri où Brissaud mène ses premiers auditeurs, et tomber dans ce bras de mer, voilà une disgrâce que je veux épargner à quelques amis.

Je continue donc à leur lire la leçon de Brissaud.

*
* *

Il faut encore savoir gré à Brissaud quand il s'étonne presque d'avoir une langue maternelle, et de la bien parler. Pourtant, son avènement fut salué par d'aucuns comme à un principat de lettres; et, pour lui emprunter une image, chacun le sait « appelé par une attraction » vers les formes du beau langage.

Mais, n'est-il pas vrai, notre misère à tous est d'habiter Cosmopolis. Et, au jour d'aujourd'hui, on se contamine en certaines compagnies à des gens qui parlent si peu le français de France qu'on est préoccupé, en les quittant, si l'on se fera comprendre du concierge. Rassurons-nous ; la langue de Brissaud n'est pas alourdie de nourriture étrangère. Son texte n'a de pâtons que ceux à l'huile de lampe ; et ce qui brille çà et là entre ses mots, ce n'est pas l'éclat des verroteries exotiques, c'est — comme il sied à un discours d'apparat — la décente luisance de l'astiquage.

Mais pourquoi le professeur Brissaud, si injustement sévère pour lui-même, n'a-t-il pas une indulgence pour les confrères besogneux, pour ceux-là mêmes qu'une autre erreur professorale rangea naguère dans le *vulgum pecus ?* Sans doute, fier de son sacerdoce, il méprise « le procédé habituel de l'offre et de la demande ». Peut-être pardonnerait-il aux praticiens leur misère « s'ils n'étaient très loin de leurs humanités ». Mais, — voyez le trait, — « à peine se rappellent-ils ce que signifie le mot dichotomie ». Heureusement pour tous, Brissaud sait le grec ; et il le prouve à quelques lignes en écrivant *séméiologie.*

Ma grand'mère était une femme vulgaire. « C'est la poêle, disait-elle, qui se moque du chaudron. » Mais cette vieille dame manquant de « tenue dans le langage », Brissaud n'eût pas noté son appréciation.

De la tenue, que diable, tenons-nous ! Par exemple, il serait ignoble de s'enquérir, en longeant les colonnes de *la Presse :*

« Qui est-ce qui a déposé ce petit tas, et qui ne l'a pas balayé ? »

Mais on se tiendrait en prononçant ces paroles modestes :

« Je voudrais m'appeler Brissaud, être professeur, avoir écrit deux articles comme celui-là, et ne pas les avoir publiés. »

*
* *

J'approuve encore Brissaud de s'embaucher résolument dans les travaux finis. Dieu merci, il n'abîmera pas son intellect à faire de l'érudition. Tous les manuscrits n'ont-ils pas livré leurs secrets depuis les temps moyenâgeux où Delpeuch en secouait la poussière ? Rien de malsain, du reste, comme cette poussière ; et je connais personnellement un cheval qui en est mort.

Ce n'est pas aux chandelles fumeuses

de l'érudition que Brissaud allume sa lanterne ; ce n'est pas davantage au flambeau rococo de l'esprit philosophique, car « l'espèce est perdue des médecins philosophes, et ce n'est vraiment pas dommage ». — A quoi donc est-ce qu'il s'éclaire, alors ? A la graisse de curé ? — Quelquefois, quand il va-t-en ville. Mais, à la Faculté, son bec Auer c'est... la technique.

Oui, mes petits enfants, oui, la technique ; hein, ça vous en bouche un coin ? Ah, ah ! vous vous imaginiez que l'Histoire se fait avec des textes et du topo. La voilà bien, « la puissance de l'esprit conservateur ».

Désormais, on fera l'Histoire comme on fait le veau marengo, devant les fourneaux ; les doctrines passeront à l'autoclave, et c'est une expérience de laboratoire qui tranchera la querelle d'Hippocrate et de Galien. En médecine, a dit Brissaud, pas de vérité nouvelle sans technique nouvelle. Ah ! réactionnaires, paquets, moines à longue main, romipètes et matagots, vous vous imaginez que les techniciens sont des casseurs de pierres ; que les pierres ne s'arrangent pas toutes seules en cathédrales ; que, dans la moisson des chercheurs, il y a plus de paille que de grain ; qu'il faut trier le grain pour cuire le pain quotidien de la connaissance humaine, la fournée tôt rassie des certitudes partielles et des lois provisoires ; que, peut-être, il n'est pas trop de croire à une ordination absolue pour ordonner le relatif ; que Jussieu n'inventa point de technique ; et que la médecine attend son Jussieu ! Mais vous êtes des théologiens, encore enveloppés des « ténèbres de la Foi »! Apprenez que la lettre vivifie, que c'est l'esprit qui tue, que c'est le soleil qui fait l'ombre.

... Et la déception dut être pénible, — dans ce grand Amphithéâtre de la Faculté de Paris rapetissé en loge de banlieue, — pour quelques-uns qui venaient applaudir Lasègue et qui entendaient Bourneville.

*
* *

Je n'ai pas la moindre envie de plaisanter. Du reste, pour faire le malin avec Brissaud, il faudrait se lever de bonne heure.

Je ne cherche pas noise à un médecin de talent, qui, victimé par son renom d'original, a fait — pour faire neuf — le discours d'un partisan.

Mais, comme ce n'est pas le titre qui fait le maître, je ne croirai jamais être irrévérencieux en disant aux confrères qui jugent les examens :

« Vous enseignez contre la Vérité »; surtout quand ces médecins ont dit aux soldats qui jugent les vilenies :

« Vous jugez contre la Vérité. »

XXXII

On se montre au cimetière Montmartre l'inscription suivante :

JOSEPH LENCORNÉ, *fumiste*
Sa veuve désolée continue son commerce

Aux obsèques du plus répandu de nos consultants, on lira en lettres noires sur le jaune des immortelles :

JE N'AI QU'UN CŒUR, IL EST A TOI

Qui m'as appris à si bien ausculter ce viscère.

Mais, en fait de réclames macabres, c'est à MM. les Accoucheurs que revient le pompon. Goûtez seulement, mes chers confrères, cet entrefilet du *Gaulois :*

« Le comité du monument Tarnier s'est réuni hier, à l'École de Médecine, sous la présidence de M. le professeur Brouardel, doyen de la Faculté.

« A l'unanimité, les membres présents ont accepté le magnifique projet de l'éminent sculpteur Denys Puech, chargé de l'exécution du monument, représentant en relief l'illustre professeur donnant ses soins à une jeune mère tenant dans ses bras son enfant.

« *Le Dr Tarnier est entouré de ses élèves les plus brillants, les Drs Pinard, Champetier de Ribes, etc.* »

Cet *et cætera* vaut son pesant de placenta. Je serais curieux de connaître le confrère qui signe *et cætera*, et qui a déjà choisi Pinard et de Ribes comme ses voisins d'immortalité. Je m'excuse encore une fois de ma vulgarité ; mais, si j'avais l'honneur de le rencontrer, je lui dirais en le complimentant : « Mon cher, vous n'avez pas la trouille. »

*
* *

Le président du comité Tarnier a déjà reçu les lettres suivantes :

Monsieur,

Veuillez me rembourser les 20 francs de ma souscription. J'aimais et j'admirais le bonhomme Tarnier. Je n'entends pas contribuer à statufier M. X..., pour qui je n'ai pas les mêmes sentiments.

Dr A...

Mon cher Maître,

C'est le cœur débordant de joie que j'ai appris la grande nouvelle. J'ai été stagiaire de Tarnier, qui m'a reçu, à mon 5e, avec la note *extrêmement satisfait*, et qui m'a dit lui-même : Vous êtes un de mes plus brillants élèves. J'envoie ma photographie à M. Puech, en le priant de me représenter de profil, la main dans mon gilet.

Dr LIDIOT.

P.-S. — Mme Lidiot et sa mère désireraient une toute petite place dans le bas-relief, avec leur chienne Mirza.

ADMINISTRATION DU TIMBRE

Monsieur,

Vous voudrez bien vous mettre en règle vis-à-vis de l'Administration, et acquitter les droits de timbre que comportent les affiches, annonces et demandes d'emploi. Par décision de M. le directeur, la clinique Tarnier est assimilée, à date de ce jour, à une vespasienne.

Signé : ILLISIBLE.

Cher Monsieur,

Voulez-vous bien me mettre en rapport avec les médecins qui doivent figurer dans le monument Tarnier ? J'habite le quartier, et je pourrais me charger à forfait d'épousseter leurs statues.

Le Pétomane.

Monsieur le Président,

Je ne parviens pas à trouver dans ce monument la place de ma figure symbolique : *le Bon Goût.*

Denys PUECH, sculpteur.

*
* *

Dans ce même courrier s'est égarée une lettre d'un petit praticien de Belleville. Il se plaint que ses maîtres lui tournent le dos depuis qu'il a mis à son balcon une enseigne de médecin accoucheur. « Depuis que j'ai posé ma plaque, dit-il naïvement, on s'écarte de moi comme si cette plaque était muqueuse. Nous autres, qui n'avons pas la notoriété, nous sommes pourtant bien forcés de faire un petit bout de réclame. »

Alcoolisme, Artério-Sclérose, etc.

Alcoolisme, Artério-Sclérose, etc.

XXXIII

A l'heure de l'apéritif, le vieux capitaine buvait son lait avec des lunettes vertes. C'est par des trucs de même malice que le *Congrès antialcoolique* compte escamoter tous les gobelets.

Je connaissais quelques-uns des congressistes, et je connaissais leur embouchure. J'attendais donc qu'il en sortît les habituelles turlutaines des alcooligraphes de laboratoire : atomicités supérieures, rectification, soulographies de lapins. Mais il n'y en a eu que pour la pédantaille ; — et, du reste, il faut avouer que cette croisade des pédagogues contre la beuverie paraît assurée d'un éclatant succès. Le nombre des cabarets diminuera immédiatement quand on saura dans les faubourgs que le mot *alkohol* se trouve dans Avicenne et que la cirrhose des buveurs est à la fois péri-portale et péri-sus-hépatique ; car les conférenciers ne manqueront pas de dire ce qu'ils savent et non ce qu'il importe de savoir. Dès le berceau, on représentera Croquemitaine sous les traits du Père Pochard et Polichinelle avec le nez de Punch. Et, dans les éditions expurgées à l'usage des pensionnaires, de même qu'on remplace généralement le mot *amour* par le mot *tambour*, on remplacera *vin* dans Molière et *vinum* dans Horace par l'expression autrement élégante de *boisson hygiénique du Dr Barbanchu.*

Pour la goutte du matin, une Société anglo-helvétique met à la disposition des ouvriers des bouteilles d'Hunyadi-Janos, et déjà des conférenciers constipés conseillent aux Bourguignons d'arracher leurs ceps et de planter du séné. Le robuste poète n'insultera plus dans le peuple « la fille buvant du vin bleu » ; c'est la tisanière anémique de la Croix-Bleue qui devra inspirer les ïambes.

Sur le terrain de l'hygiène publique, comme sur un autre, l'union est faite des cuistres, pisse-vinaigre, mômiers et synagoguenots. Ils visent à détruire nos mœurs plus qu'à réfréner les abus. Ils soulignent la shoking infériorité d'une religion où le prêtre boit à chaque messe ; c'est aux vins de France que le Révérend Plumpatt lance ses plus forts anathèmes ; et, dans les couloirs du *Congrès de la*

Tisane, on voit glisser les silhouettes plates de l'Armée du Salut.

La médecine n'a rien à voir avec les simagrées des Sociétés de Tempérance.

*
* *

Dans les tiroirs de toutes les Rédactions, il y a un article tout fait sur l'alcoolisme. De temps en temps, on l'époussète, on lui met une manchette neuve et on le sort. La bibliographie en est invariablement composée d'un nom bien connu que je ne veux pas citer, accompagné de plusieurs autres que je ne citerai pas davantage. Ce procédé, qui consiste à ranger parmi les unités de même capacité un puits de science et quelques demi-siphons, n'a d'analogue en médecine que les réclames du goût suivant :

MÉDECINS SPÉCIALISTES POUR LES MALADIES SPÉCIALES :

Professeur X., membre de l'Institut, boulevard Saint-Germain.

Dr Sauve-la-Graisse, membre de la Société Nationale, 14, impasse du Frisé, au 7e, l'échelle à gauche. La concierge pose les ventouses.

Bien que la malice soit cousue de fil blanc, on comprend l'embarras du public, qui perd sa langue à demander où niche la véritable compétence. L'incertitude n'est pas moindre pour l'apprenti médecin avide d'étudier l'alcoolisme et pour le législateur qui prétend « se documenter ».

Dans les livres de l'École, l'étudiant apprend que l'alcool fait naître l'artérite, le mal de Bright, la cirrhose, la paralysie, le delirium, dont le vin n'est pas responsable, — et qu'il est capable d'enrayer la phtisie...

Quant à l'Honorable, les lectures comme les interviews lui persuadent que le salut est dans la rectification...

Quand la science est à rebours, c'est misère d'aller à l'école.

*
* *

La solution du problème alcoolique est liée à la politique générale.

En attendant que les temps s'accomplissent, laissons les parleurs saliver et combattre à grands coups de langue l'alcoolisme comme la tuberculose.

XXXIV

A M. Ranson, conseiller municipal de Paris.

Il y a dix-sept ans, le 5 janvier, à neuf heures du matin, par un froid de chien, nous battions la semelle boulevard d'Italie en attendant le cercueil d'Auguste Blanqui. Ce vieil homme maigre avait passé trente ans en prison pour la liberté. C'était le pur des purs ; et les coups de poing que nous reçûmes ce jour-là au Père-Lachaise nous semblèrent donner une confirmation républicaine. On se répétait les dernières paroles du bonhomme : « Mes enfants, vous vous apercevrez que vous êtes en république le jour où vous verrez baisser le prix du pain et de la viande. » Le pain et la viande ont augmenté. Mais l'absinthe est à la portée de toutes les bourses ; et il faudrait vraiment n'avoir pas quinze centimes dans sa poche pour se refuser une *pure*.

*
* *

Un joli four ce sera, celui des *Cafés de Tempérance*. Six douzaines d'instituteurs, de constipés et de pisse-froid en formeront la vertueuse clientèle, qui se grossira, pendant les mois d'été, de quelques méthodistes en balade. Les *teatotalers* feront en France le même nombre de prosélytes que la joyeuse Armée du Salut. On ne voit pas très bien

Polyte ou Branchu offrant sur le zinc une tournée de café au lait. Si l'on en croit l'historien Daudet, les Latins ont plusieurs fois conquis la Gaule, et leur vin a refoulé au Nord l'antique cervoise. Mais jamais, jamais en France le thé anglais ne régnera...

*
* *

Ce n'est pas à coups de pots de tisane que nous combattrons le péril vert. L'absinthe n'a qu'un ennemi : le vin à bon marché.

Sur le comptoir, la goutte coûte deux sous, l'absinthe trois, le demi-setier de vin quatre sous, le bock de bière quatre ou cinq. Le travailleur qui, entre ses repas, a cinq ou six fois l'occasion de choquer le verre avec les compagnons, grève son budget s'il boit du vin ou de la bière. L'ouvrier parisien qui méconnaît la bière — la plus chère des boissons — est en train de lâcher le vin pour l'absinthe. Le bistro est complice de cette substitution ; il gagne moins sur le vin que sur les alcools et les apéritifs. La question de l'alcoolisme à Paris est une question d'arithmétique.

*
* *

Mon cher Ranson, vous êtes de la commission qui cherche des impôts pour boucher le trou des « boissons hygiéniques ». Vous êtes très compétent en matière fiscale, et je voudrais m'attirer un démenti de votre part. Mais il me semble bien, d'après le calcul des nouveaux droits, que rien ne sera changé au prix des débitants. On boira à la maison un peu plus de bière et de vin ; au dehors, on ne boira pas moins d'absinthe.

Rappelez-vous que le Conseil municipal et l'État n'auront rien fait pour la santé parisienne tant que les consommations prises au comptoir ne seront pas tarifées : la chope de bière, deux sous, comme à Lille ; le demi-setier de vin, trois sous, comme à Lyon ; et l'apéritif, huit sous, comme dans cette petite ville qu'on appelle le boulevard.

XXXV

Comme celle du grand homme, la gloire du vin est de granit ; la dent des médecins s'y brisera sans l'entamer. Aucune discussion académique n'empêchera nos arrière-neveux de répéter, devant une bouteille, les litanies du sang sacré de la vigne, « puissant réconfort des malades, tisane des bien portants ». Mais déclarer qu'on risque la cirrhose quand on avale chaque jour trois litres de vin, est-ce bien là « jeter le discrédit sur notre boisson nationale » ? Y a-t-il dans cette invite à la sobriété — non pas à l'abstinence — une imprudence comparable au méfait qui a vicié l'alimentation publique, quand on a proclamé à l'Académie, sans l'ombre d'une démonstration scientifique, que le lait donnait la tuberculose ?

Que l'ami de M. Laborde boive sa chopine en paix. Et qu'il cesse de frémir quand ses marmots boivent du lait cru.

*
* *

Peu de nous ont exercé la médecine de l'autre côté de l'eau. Nous ignorons donc de quels ingrédients les Yankees cirrhotiques ont composé leurs cocktails. Mais, à Paris où nous observons, l'hydropisie du ventre avec sclérose atrophique du foie affecte exclusivement les sujets qui ont longtemps abusé du vin ; — et, si les cobayes ne répondent pas comme les malades, c'est qu'on ne les interroge pas aussi bien.

« Mais l'intoxication est le plus souvent bariolée, les buveurs sont des éclectiques. » — Très souvent, en effet ; aussi beaucoup de malades, cirrhotiques ou non, portent-ils superposés les cachets symptomatiques de consommations variées. Plus souvent qu'autrefois ; aussi, la maladie de Laënnec est-elle moins fréquente qu'au temps où peu d'ivrognes désertaient le culte du vin.

Lancereaux a recherché la substance qui confère au vin le privilège d'indurer le foie. Il croit que c'est le bisulfate de potasse. Il s'efforce de mettre en relief les dangers du plâtrage. Voilà l'opinion nouvelle livrée à la discussion et au contrôle. Mais, au principal, la cause est entendue. Les petits verres et l'absinthe ne donnent pas la cirrhose.

XXXVI

Le Confrère et Ami. — Je te salue honnêtement. Dis donc, est-ce qu'il y a quelque chose à brouter chez toi ? Je meurs de faim, et, comme j'étais dans le quartier...

Moi. — Ah! tu tombes bien. Il y a justement un restant de civet. Et, tu sais, tu vas pouvoir t'arroser avec un de ces petits vins... Le marchand me l'a vendu en pleurant.

Le C. et A. — Non, merci, tu peux remiser ton rata. Du reste, le lièvre et moi... s'il n'y avait que nous deux sur terre, la fin du monde arriverait bientôt. Dis donc à Héloïse qu'elle me fasse deux œufs sur le plat.

M. — Tiens, tu n'aimes pas le gibier? Il n'y a pas longtemps. A l'Hôtel-Dieu, tu étais assez va-de-la-gueule sur cet article-là.

Le C. et A. — Je ne te dis pas. Mais, mon cher, il faut être raisonnable. Tu comprends, mon père est mort albuminurique, avec des attaques ; il y a mon frère Auguste qui a déjà un souffle au premier temps dans l'aorte... Je t'avoue franchement, j'ai peur de la fâcheuse artériosclérose. Je suis marié, moi, mon cher; j'ai de la marmaille...

M. — Tu te frappes. Tiens, bois un joyeux coup de vin. Ça te dégagera le cerveau et ça te remettra les nerfs en place.

LE C. ET A. — De l'érythro? non, merci. Je ne dis pas, de temps en temps, un peu de vin blanc, du Graves ou de la Moselle... Passe-moi donc cette jolie carafe d'eau claire.

M. — Quoi! tu es dyspeptique par-dessus le marché? le vin rouge te brûle l'estomac? Je n'ai pas envie de te saouler; mais goûte au moins mon piqueton, rien qu'un petit doigt, pour faire circuler le sang.

LE C. ET A. — Je ne suis pas dyspeptique du tout. Mais c'est à cause des zones, tu sais, les zones de sclérose. J'ai encore les artères souples, Dieu merci; je ne tiens pas à collectionner les tuyaux de pipe... Qu'est-ce que tu as à rire comme un idiot?... Je fais de bonnes lectures, moi, mon garçon; je ne passe pas mon temps, comme toi, à pêcher à la ligne. Je parie que tu n'as pas lu, toi qui parles, le *Journal des Batraciens*. Écoute voire un peu ce que dit M. Nuchard (*Lisant* :) « La sclérose artérielle, un grand nombre de maladies cardiaques, d'affections rénales et hépatiques se développent sous l'influence du régime carné. Homère nous dépeint la férocité des Cyclopes, mangeurs de chair, et la douceur des Lotophages, mangeurs de lotus... Le régime végétarien donne de la fraîcheur et de l'éclat au teint. Les filles de Capri sont gracieuses, fraîches, aimables et gaies... » Ça ne te suffit pas, veux-tu d'autres preuves? Veux-tu que je te parle des ptomaïnes? sais-tu seulement ce que c'est?

M. — Si, si, ça me suffit. Du reste, j'ai connu ma grand'mère, qui ne vivait que de consommé, et que le bouillon — véritable solution de poisons — a foudroyée à l'âge de 96 ans.

Le C. et A. — Tu blagues?... Alors, si vous ne croyez pas que les toxines donnent l'artério-sclérose, pourquoi défendez-vous le bouillon à tout le monde?

M. — Tu es curieux, de ta nature. Tu me demandes là le secret de la maison. Si je te le disais, tu en saurais autant que nous... Le vin aussi, nous le défendons souvent ; ce qui n'empêche pas les cirrhotiques d'avoir les artères saines... Alors, décidément, tu ne veux pas de civet? Tu crois donc vraiment que c'est arrivé? Te voilà végétant et fruiteux? Mais, malheureux, tu vas t'allonger les boyaux.

Le C. et A. — Tu plaisantes un peu lourdement, je te ferai remarquer. Tu ne montes pas souvent en ballon. Va, mon garçon, va, marche sur les plus saines croyances avec tes gros sabots. C'est comme si tu crachais dans un violon. Rends-toi bien compte que M. Nuchard n'est pas le premier venu et que, quand il a une idée dans la tête, ce n'est pas dans les talons. Rends-toi compte qu'il s'adresse à la moitié des praticiens et que, s'il mobilisait tous ses correspondants, il pourrait mettre le siège devant la Faculté, et bloquer, en outre, les autres chapelles. Alors, tu comprends, depuis le temps qu'il répète à son grand public son histoire de la viande et des artères, si ce n'était pas vrai... eh bien, ça se saurait.

XXXVII

C'est chaque année la même vieille femme qui meurt à la Salpêtrière à l'âge de 104 ans, munie de toutes ses facultés. Les gens avides de vivre à fond se passionnent pour savoir ce qu'elle mettait dans son café au lait. « Il y a un truc là-dessous », affirment-ils ; et ils apprennent tantôt qu'elle se nourrissait uniquement d'eau fraîche et de mouron, tantôt qu'elle faisait des excès de veau et de bouilli et que, sans cesse sollicitée du besoin de se mettre la langue à flot, elle ne polluait jamais d'eau terrestre le divin breuvage. Dans 3 observations sur 6, il est dit qu'elle fumait la pipe; 2 fois qu'elle abusait du mêlé-cassis; 1 seule était rosière, la jeunesse des 5 autres ayant été orageuse.

L'enquête effectuée auprès des chevaliers de Saint-Louis et des médaillés de Sainte-Hélène fournit des renseignements aussi contradictoires. Paillassons ou eunuchoïdes, vétérans de la conjugalité ou invalides du célibat, côtes en long ou fier-à-bras, buveurs d'eau et gosiers en pente, ils sont arrivés au tardif rendez-vous par tous les chemins de la vie, des boudoirs comme des cloîtres, de Sparte ou de Sybaris, des eaux de Vichy ou des eaux de Cognac.

Impossible, d'après ces données, de tracer un régime d'entraînement pour les candidats aux présidences d'âge.

*
* *

Si l'on excepte la pneumonie et le cancer, les gens âgés ne meurent guère que de lésions vasculaires. Les paralysies avec le gâtisme, l'oppression des hydropiques, la polyurie albumineuse, sans doute aussi la dysurie prostatique, ne font qu'exprimer — en patois symptomatiques variés et par divers organes — la plainte du système artériel.

Le problème de longue vie, dont aucun Traité de Macrobiotique ne laisse soupçonner la solution, peut donc se formuler en ces termes fort simples :

Comment éviter l'artério-sclérose ?

Naguère encore l'alcool, — qui, aujourd'hui, ne sclérose même plus le foie. —

était convaincu d'indurer les artères. Mais toute une génération de médecins a suivi Lancereaux à l'amphithéâtre, et cette affirmation gratuite ne trouve plus sa place que dans des Manuels de Pathologie qui n'ont de moderne que la réclame qui a lancé leurs auteurs.

D'autre part, si la pauvre viande et le malheureux tabac ont été accusés, la revision de leur procès s'impose. Si quelques médecins les condamnent encore, c'est surtout sur le témoignage de Huchard, à qui, d'ailleurs, il serait injuste d'imputer exclusivement la badernité de cette opinion.

Quant aux maladies infectieuses, de la fièvre typhoïde à la syphilis, leurs déterminations artérielles sont toujours fugaces ou localisées ; et, si les médecins qui s'obstinent à leur attribuer l'artério-sclérose n'étaient vêtus que de leurs arguments, ils ne pourraient plus exercer leur profession que chez les nègres du Congo.

*
* *

Bien qu'il n'ait jamais taché ses manchettes du sang des autopsies, M. de Buffon nous a transmis l'opinion qui semble encore la meilleure. Il connaissait mal l'artério-sclérose ; mais il disait admirablement que le seul moyen de vivre comme un chêne consiste à se faire précéder par toute une collection d'ancêtres centenaires.

L'artério-sclérose, n'étant qu'une lésion névrotrophique, est héréditaire au même titre que tous les désordres nerveux. Et, si Thomas Parr — qui mourut d'indigestion à 152 ans et dont Harvey trouva les artères absolument souples — avait eu l'attention de nous renseigner sur les auteurs de ses jours, nous saurions sans doute aujourd'hui que les parents de ce viveur n'ont jamais été frappés de la moindre apoplexie.

Il est dans notre race de vivre cinquante ans, — ou nous sommes marqués pour vivre le double. Le temps de la course est fixé et notre piste mesurée d'avance. Tout au plus sommes-nous admis à surveiller notre machine et à éviter quelques accidents de pneumatique. Mais il faudrait vraiment avoir sauvé le Capitole pour s'imaginer qu'un régime alimentaire puisse prolonger le chien à l'âge où atteint le lion.

Or buvons frais, les amis, et lisons encore, loin des académies, une page de ce mécréant de Claude Bernard, qui, ne voyant aucun mystère dans la Vie, s'inclinait devant celui de la Création.

XXXVIII

Depuis longtemps on attendait l'opinion du professeur Hayem pour être fixé sur la pathogénie des néphrites. Sa sentence, il l'a inscrite, à la Société Médicale des Hôpitaux, dans une phrase lapidaire : « Les néphrites ne reconnaissent que deux causes, l'une infectieuse, l'autre toxique. »

C'est à propos d'une sclérose atrophique du rein que cet axiome est sorti. Dans ce fait de Moutard-Martin, l'aplasie artérielle paraît en cause. Il se fût agi d'athérôme vulgaire que la formule n'eût pas varié.

Tout n'est-il pas aujourd'hui, pour user de l'argot officiel, *séquelle* ou *reliquat* de toxi-infection?

* * *

Un de mes malades meurt à soixante ans d'urémie lente. Ses reins sont rétractés, inégaux, irréguliers, semés de kystes et de dépressions ; l'artère rénale est incrustée; je vois là tout bonnement une *néphrite artérielle.* — Pas du tout; le sujet a eu la scarlatine à huit ans, une fièvre typhoïde à vingt et un ans, une pneumonie à quarante ans; c'est un *aboutissant rénal de toxi-infection.* — Soit, mais je poursuis l'autopsie, et je trouve chez ce même sujet une dépression sur un hémisphère cérébral, et des lacunes dans la substance blanche ; les artères de la base sont indurées. Ah ! cette fois-ci, bien sûr, c'est la lésion du système artériel qui commande les deux altérations similaires du rein et du cerveau ? — Peuh ! l'artériosclérose est elle-même *fonction* de toxi-infection.

Il faut bien finir une autopsie. J'ouvre donc les jointures et je vois les cartilages dépolis et incrustés. C'est la même lésion que celle de la tunique interne des artères. La rouille articulaire est-elle aussi, comme la rouille artérielle, un reliquat des fièvres et des intoxications, — de la boisson peut-être ?

*
* *

Si ce n'est pas la scarlatine de l'enfance qui fait mourir le vieillard d'urémie, c'est la dyspepsie de l'adulte. Oui, le *rein sénile* (je connais cette expression de l'École, mais je n'ai jamais vu l'objet) est le plus souvent un rein fatigué « par les toxines d'origine gastro-intestinale ».

Ainsi cette dyspepsie a rendu son propriétaire brightique, scléreux, rhumatisant, chassieux, hernieux, chauve; c'est elle aussi sans doute qui a donné l'emphysème au frère du malade et l'eczéma à son fils.

Nous avions cru jusqu'à présent que la dyspepsie était un anneau de la chaîne; non, c'est le clou où pend la guenille humaine. « La plupart des brightiques, a dit le professeur Hayem, sont d'anciens dyspeptiques », et il affirme une relation d'effet à cause.

Mieux vaut entendre cela qu'être sourd.

*
* *

Ce qui frappe dans l'enseignement actuel, c'est le mépris et la méconnaissance de l'anatomie pathologique.

Je connais trois types de reins scléreux : le rein artériel, le rein saturnin et le rein aplasique. On les distingue à six pas sur la table d'autopsie, comme on reconnaît dans la rue la brune, la châtaine et la rousse. Si n'importe quel poison, microbique ou non, sclérose le rein de la même façon, pourquoi ces trois types si marqués? Et, s'il y a une quatrième cause à la sclérose du rein, où est le quatrième type?

A moins qu'on ne m'apporte des reins de laboratoire, ces affreux rognons de lapin qui ont embrouillé la pathologie du rein, je défie qu'on me montre une sclérose rénale qui ne puisse, au premier coup d'œil et sans examen microscopique, être rapportée à l'artério-sclérose, au saturnisme ou à l'aplasie.

*
* *

L'école de Lancereaux considère le rhumatisme chronique et l'artério-sclérose comme des dystrophies névropathiques. Le rein artériel étant la plus commune des néphrites chroniques, j'opposerai respectueusement au théorème du professeur Hayem cette autre proposition qui ne manque pas de chic : *Le mal de Bright est le plus souvent une affection nerveuse.*

XXXIX

Les dindons vont en troupes. Bourgeois de Monnier, pharmaciens de Flaubert et savants de Pailleron, ils viennent de tenir les palabres de la *Société pour la propagation de l'Incinération*. Précédés de huit tambours de la garde nationale, flanqués d'un escadron d'épicerie à cheval, ils ont envahi le poulailler des Sociétés Savantes, où plusieurs orateurs ont successivement occupé le juchoir.

X... présidait. Désireux avant tout d'éviter les personnalités, je l'appellerai simplement Comme-ses-pieds.

Comme-ses-pieds était assisté de la fine fleur des petits pois de la vieille société française, et les noms de MM. Salomonsen, Lévy-Brühl, Bachmann et Von Kepper suffisent pour garantir au public que ces propagandistes ne préparent aucune atteinte à nos traditions ni à nos mœurs.

* * *

Rien de plus naturel que de voir Comme-ses-pieds présider à cette petite fête. La logique de son passé exigeait que le Grand Laïcisateur, qui n'a pu être Sénateur, finit au moins Grand Crémateur. C'est, en effet, le même Comme-ses-pieds qui a marmitonné la cuisine de la laïcisation ; c'est lui qui a élevé à son biberon quatorze générations d'infirmières, et qui s'est chargé de leur distribuer personnellement de l'avancement dans le corps.

Plus tard, il s'est attelé à une autre besogne, celle de la « sélection par en-bas » ; et, aux applaudissements de plusieurs comités, non moins qu'aux frais de l'Assistance Publique, il a réussi à faire des électeurs de trois microcéphales, dix-sept idiots à la fleur de l'âge, et cinquante-quatre échappés de bocal à esprit-de-vin.

Les forces mystérieuses qui désagrègent lentement la Cité française, — effritant les pierres des tombeaux comme celles des remparts, au nom de la Science et de l'Intellectualité, — se « somment » dans le geste de quelques automates, agents décérébrés des tâches malfaisantes. Nul plus que Comme-ses-pieds n'était qualifié pour devenir le grand prêtre du *Columbarium*.

*
* *

Mais qu'est venu faire là notre oncle, notre bon oncle? Oui, Sarcey lui-même, l'honnête lipome de la Critique, le Père-la-Sagesse ballonné de bon sens et de féculents, est entré dans la combinaison avec l'allure bon enfant d'un train de marchandises qui entre dans une gare. « Il faut combattre les préjugés », écrit-il de sa grosse plume ronde, en brave homme qui pense avec son ventre.

Mais, mon bon oncle, le vieux jeu c'est le bûcher d'Hercule dont vous parliez à Lesneven, et le préjugé les fagots du Malabar où fut captive Mme Angot. Or apprenez ceci : ni plus ni moins que vos sensibles lectrices, les médecins n'en veulent pas, de la crémation.

*
* *

Les beaux jardins d'égalité qui sont les cimetières de nos villes, le cimetière du village avec son évocation de Gray et de Ruysdaël, n'apparaissent plus comme des asiles de paix et de mélancolie, mais comme de vulgaires tinettes d'infection.

Ces méfaits des cimetières ont été inventés pour la cause de la crémation. De simples mesures de police — telle l'ordonnance royale de 1843 — suffisent à les rendre parfaitement inoffensifs. En revanche, aux termes mêmes d'un rapport du Conseil d'Hygiène, dont Brouardel a fourni l'encre et tenu la plume, les manipulations exigées par la crémation créent un danger considérable pour la santé de tous et pour l'odorat de chacun.

*
* *

Mme Pointu, ma belle-mère, m'a rendu positivement enragé. J'essaie de l'étouffer entre deux matelas, et, n'y réussissant pas, je lui offre une tasse de « bon café ». Si son cher corps s'est évaporé en fumée d'encens, où rechercher la trace arsenicale de mon crime ?

On trouve un cadavre en bas des fortifications, la tête fracassée. Une enquête sommaire fait croire à une chute d'ivrogne ; on incinère. Mais on apprend quelques jours après que le défunt a été aperçu dans un bal-musette de Belleville, en compagnie de la Môme-Secousse et du Rouquin des Ternes. Comment savoir maintenant s'ils ne lui ont pas fait le coup du père François, avant de le jeter dans les douves ?

Et, si ce pauvre Rouquin et moi nous sommes accusés injustement et arrêtés à tort sur la dénonciation de notre concierge, comment nous disculper, lui, d'avoir « sonné » son bourgeois, moi, d'avoir empoisonné ma belle-mère ?

Me voici donc en possession d'un solide dilemme :

Ou les corps seront incinérés sans autopsie ni analyse chimique préalables, auquel cas la crémation est une prime donnée à l'assassinat, et il ne reste plus qu'à fermer les cours de médecine légale ;

Ou tous les cadavres seront ouverts et leurs entrailles transportées avec pompe au Laboratoire Municipal, et alors...

Qui tuera les microbes de toute cette tripaille ?

Qui paiera les cadavriers et les experts ?

Qui veut de l'autopsie laïque et obligatoire ?

* * *

Non, mon bon oncle, vous ne priverez pas les arrière-neveux qui honoreront vos mânes de rechercher par quelle fissure de votre crâne votre dernier haricot aura exhalé son âme.

Qui sait quelles inscriptions la science de demain aura appris à lire sur ces ruines qui sont nos ossements ? Et déjà, qui aurait dit l'origine ancienne de la syphilis, où en serait l'histoire des léproseries, sans ces témoins, les tibias des catacombes, sans ces archives, les ossuaires des cimetières abandonnés ?

O Jean-Jacques! Qu'ils sont éloignés de la Nature, oublieux de leur Nourrice, fils indignes de la Maman, ces hommes — demi-savants, quarts de penseur — qui ne veulent pas que nos os blanchissent la terre...

XL

Au coin de l'avenue Brouardel et de la rue Pupin, se dressera quelque jour l'effigie marmorisée d'un illustre pathologiste, blanche et froide comme lui-même. Sur le socle, en lettres d'or, s'étalera la phrase qui a résumé son idée-mère : *Il étendit les études médicales au-delà du cercle restreint de la nationalité.* Et, sur le quai voisin, aux boîtes des bouquinistes, on exhumera le Livre, contemporain de l'Invasion, où s'expriment, dans le plus pur genevois, le dédain des vieux maîtres français et la glorification de l'enseignement germanique.

En 1869, la médecine avait déjà ses « Intellectuels ».

*
* *

Ils ont fait des petits, et ceux-ci mettent la science en télégrammes. Le compte rendu du *Congrès Coréen de Rhinologie* exige une édition spéciale de nos grands périodiques. Son correspondant particulier de Tobolsk téléphone à *l'Aurore Médicale* qu'un cheveu, coupé en quatre par le professeur Crack (de Munchausen), vient d'être divisé en huit par le nouveau microtome de Platinoff.

« Les journaux de médecine me dégoûtent, m'écrit un confrère : il n'y a plus que des analyses allemandes. Et encore ceux qui les signent ont, la plupart du temps, des noms à coucher à la porte avec un billet de logement. Déculottez-les donc ; je parie que vous leur trouverez du macaroni ou de la choucroute au derrière..... »

Ou du pain sans levain, mon cher confrère.

Arlequins de documents sans tri, bouillabaisses d'informations tronquées, ces plats-là ne sentent pas la cuisine française.

*
* *

A quoi bon s'attacher à l'enseignement de copistes ? Les médecins étrangers, quant à suivre le mouvement allemand, préfèrent le suivre en Allemagne, dans les livres allemands, auprès des maîtres allemands.

Le résultat est atteint. L'originalité de la médecine française entamée ; notre clientèle latine et orientale compromise ; tous les cerveaux habillés à la même Belle-Jardinière scientifique ; Cosmopolis et bientôt Berlin, ville sainte de la médecine ; — et le vieux rêve évanoui, qui était, puisque la science n'a pas de patrie, que la France devînt la patrie de la science.

*
* *

Je vous entends. Le dernier bateau ne prend pas les cocardiers. Et le trottoir appartient aux blagueurs, comme aux filles. C'est pourquoi je loue les confrères qui se résignent au ridicule d'être de bons chauvins.

Un excellent médecin, un brave homme dont le seul tort est de croire qu'il a inventé la base du cœur, remue le grelot dans son journal. Il a l'oreille des praticiens. Il leur a déjà dit qu'il y a des sanatoria en France et que les drogues d'outre-Rhin sont des drogues impures.

Allons, Monsieur Huchard, c'est vous qui êtes le nègre, — continuez.

XLI

Tant que Trousseau sera mort, on entendra parler de sa phlébite. Dans une cantate consacrée au Maître qui lui céda sa succession pour un vers d'Ovide, le professeur Dieulafoy vient de célébrer Trousseau orateur, Trousseau bactériologue et chirurgien, Trousseau portant un sceptre, Trousseau doutant de la vertu des Sabines, Trousseau patronnant les étudiants de Toulouse, Trousseau stoïcien, et — il fallait s'y attendre — Trousseau thrombosé. Jamais veine ne fut si complètement exploitée.

*
* *

A parler raison, Trousseau fut un médecin à succès. Il nous a laissé un livre clair, coulant et facile, malheureusement gâté par les additions de Peter, mais qu'on peut encore parcourir sans trébucher à chaque pas dans le fatras des citations germaniques. Deux de ses élèves, Lasègue et Dieulafoy, ont hérité de lui le goût d'écrire en français. Les cliniques de Trousseau valent par le style autant que par les idées. D'autres en ont donné de plus substantielles, dont la phrase écrite est morte et ne parle pas sous les yeux. « Ce qui se fait sans les Athéniens est perdu pour la gloire. »

*
* *

La *Clinique Médicale de l'Hôtel-Dieu* — je parle de celle de Trousseau — a l'unité de composition et l'unité de pensée. On sera toujours curieux de connaître ce qu'un professeur de grand renom savait et disait de la médecine vers 1860. De nos maîtres contemporains, pas un seul ne gravera un document de même durée.

On annonce un Traité de Pathologie. Ah! qu'il va donc être intéressant de contempler un tableau de la médecine tracé par la main du Lama! Le Maître va épandre l'essence de ses veilles et le suc de ses méditations... Cruelle, cruelle déception! Le Maître ne fait que tenir le vase où trente-sept de ses élèves mêlent leurs sécrétions. On avait soif du ruisseau limpide, et ce qui sort, c'est la littérature du tout à l'égout.

*
* *

Oh! ces traités mort-nés, ces encyclopédies parodiques, amas disparate de notes d'internat moisies et de théories poussiéreuses, qui s'empilent et s'entrechoquent sous la couverture du livre comme des noix rances dans un sac!... La tradition médicale se transmet oralement; et une matinée d'hôpital pèse vingt soirées de bibliothèque.

Il y a pourtant un livre qui apprend à observer, qui apprend à penser. Mais on ne le demande pas aux examens. Du reste, il se fait rare; et pas un éditeur n'oserait, par la certitude d'un fiasco, réimprimer la divine *Introduction*.

Qui donc va nous chanter encore la gloire de Trousseau, quand Claude Bernard est oublié?

FIN

Table des Matières

NON-CONTAGIOSITÉ DE LA TUBERCULOSE

Pages.

CRITIQUE ET DÉONTOLOGIE

ALCOOLISME, ARTÉRIO-SCLÉROSE, ETC.

TOURS, IMPRIMERIE DESLIS FRÈRES.

www.ingramcontent.com/pod-product-compliance
Ingram Content Group UK Ltd.
Pitfield, Milton Keynes, MK11 3LW, UK
UKHW021129260726
13994UKWH00001B/71

9 782329 572765